KB270728

홍정기의
리듬 운동
통증 해방

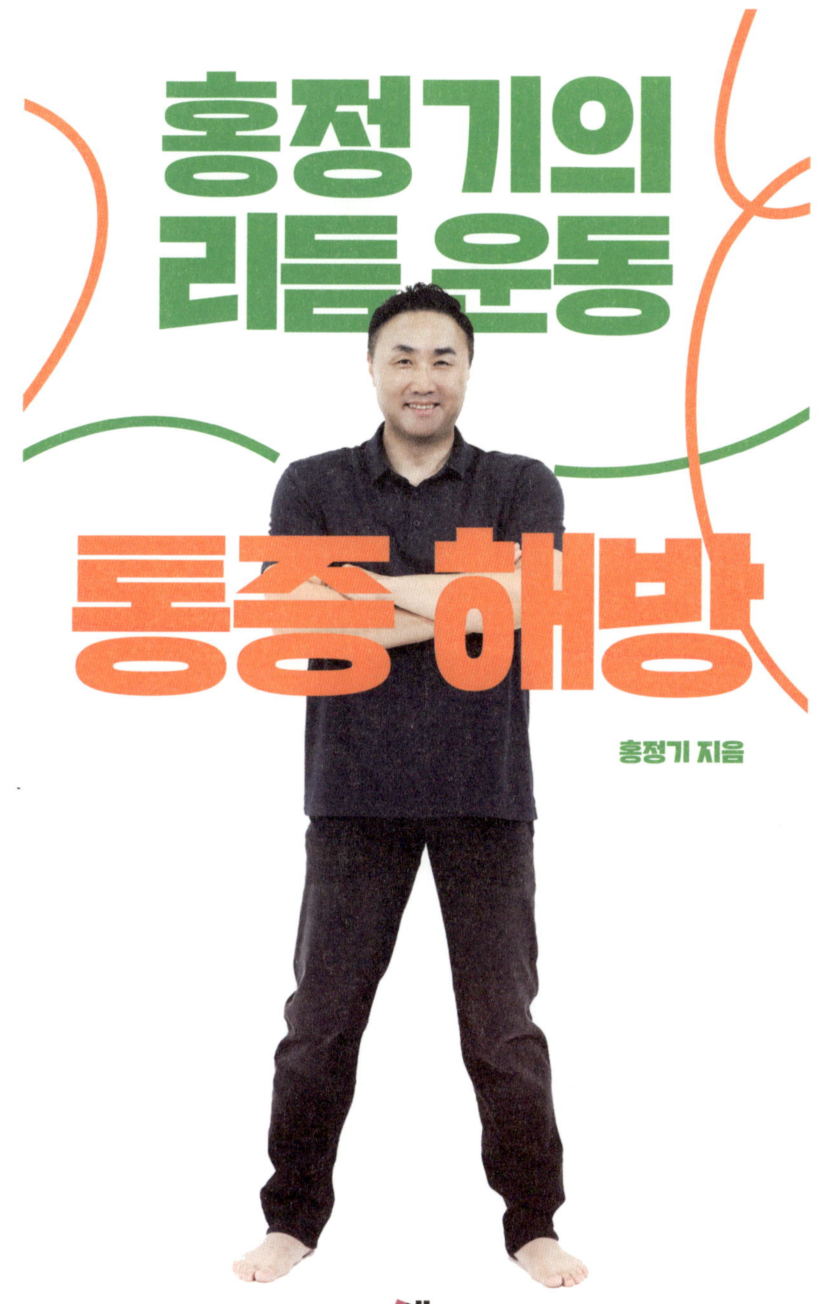

홍정기의 리듬 운동 통증 해방

홍정기 지음

리듬이 풀리면
통증도 풀립니다

오랫동안 허리 통증과 어깨 통증으로 고생하던 분들을 만나서 상담하다 보면, 늘 마음이 복잡해집니다. 이미 병원을 여러 곳 다녀 보았고, 주변에서 권유받은 운동법도 성실히 실천해 온 분들입니다. 그런데도 통증이 줄지 않아 여기가 마지막이라는 마음으로 찾아오는 경우가 많습니다.

"정말 열심히 따라 했어요. 그런데 왜 저는 아직도 이렇게 아플까요?"

이런 말을 들을 때면, 지난 시간 동안 얼마나 외롭고 답답했을지 자연스레 짐작하게 됩니다.

그분들의 이야기를 듣고 몸 상태를 살핀 뒤, 몇 가지 움직임만 바로잡아도 단 몇 분 만에 통증이 눈에 띄게 줄어드는 경우가 있습니다. 그러면 "저… 울어도 되나요?"라고 묻는 분들을 보기도 합니다. 그 눈물에는 이렇게 간단한 원리가 있었다는 놀라움과 드디어 통증에서 벗어날 수 있다는 안도감이 함께 담겨 있습니다.

우리는 흔히 통증을 연골 손상이나 인대·힘줄의 염증 같은 구조적 문제로 설명하지만, 만성 통증은 훨씬 복잡한 양상을 띱니다. 심폐 기능 저하, 수면장애, 근육량 감소, 호르몬 불균형 등 여러 요인이 통증을 강화할 수 있고, 최근에는 '움직임 공포증' 역시 중요한 원인으로 주목받고 있습니다.

통증을 오래 겪은 사람들은 그 부위를 움직이려 할 때 이미 겁부터 먹습니다.

"또 아프면 어떡하지?"

이 두려움이 몸을 과하게 긴장시키고, 그 긴장은 자연스러운 움직임을 방해합니다. 그러다 보니 원래 쓰지 않아도 되는 근육들까지 불필요하게 개입하게 되고, 왜곡된 움직임 패턴이 만들어집니다. 이런 패턴은 관절에 과도한 압박을 가하고 근육의 과긴장을 심화시켜, 날카롭거나 묵직한 통증을 계속 만들어냅니다.

이 과정이 반복되면 통증 신호는 점점 예민해지고, 뇌는 그 신호를 실제보다 크게 받아들이게 됩니다. 결국 몸의 긴장과 뇌의 과민

화가 서로 맞물리며 통증이 만성화하는 악순환이 만들어집니다.

저는 이 악순환 속에서 고통받는 많은 분을 가까이서 지켜봤습니다. 하지만 반대로, 그분들이 긴장을 조금씩 내려놓고 자연스러운 움직임을 되찾기 시작할 때, 어떤 변화가 일어나는지도 보았습니다.

몸의 긴장이 풀리고 관절과 근육이 본래의 리듬을 회복하기 시작하면, 통증 신호는 자연스럽게 잦아들고 움직임 역시 훨씬 편안해집니다. 실제로 많은 분들이 리듬 기반의 간단한 움직임을 익힌 뒤 짧은 시간 안에 통증이 감소하는 경험을 합니다. 그리고 어느 날 이렇게 말씀하십니다.

"선생님, 오늘 정말 편하게 걸었어요."

"어제는 통증 생각이 안 날 정도로 하루가 지나갔어요."

이것이 바로 작은 리듬이 만드는 기적입니다.

이번 책 〈홍정기의 리듬 운동 통증 해방〉에는 제가 현장에서 수없이 확인해 온 사실, 즉 통증에서 벗어나기 위해서는 '힘주기'보다 '힘 빼기', 복잡한 동작보다 '몸의 리듬을 되찾는 것'이 먼저라는 원칙을 담았습니다. 핵심은 강한 운동이나 많은 횟수가 아니라, 몸과 뇌가 자연스러운 움직임의 흐름을 다시 학습하도록 돕는 것입니다.

이 책에 담긴 운동은 어렵지 않습니다. 특별한 도구도 필요 없고, 일상의 어느 순간에도 안전하게 시도할 수 있습니다. 단순하지만 그 안에는 생체역학적 원리와 임상 경험이 충분히 녹아 있으며, 실제로 통증을 완화해 온 검증된 방법들입니다.

이 책이 오랜 통증 때문에 삶을 충분히 누리지 못했던 분들에게 새로운 기준점이 되었으면 합니다. 몸의 리듬이 회복되기 시작하면 통증은 자연스럽게 줄어들고, 움직임은 다시 편안해질 것입니다. 이 책이 여러분의 회복 여정의 첫걸음이 되기를 진심으로 바랍니다.

운동과학 박사 홍정기

CONTENTS

만성 통증은 뇌의 착각이다

PART 1

당신의 통증이 사라지지 않는 진짜 이유

통증 치료가 잘못됐습니다!

통증의 '진짜 원인'을 바로 보자

움직임의 리듬이 깨지면 통증이 생긴다

통증 트라우마는 뇌에 각인된다

리듬 운동으로 통증 회로를 리셋하라 PART **2**

뇌가 안심해야 통증이 사라진다

통증 없는 몸을 위한 리듬 운동 프로그램 PART 3

스트레칭하지 마라! 리듬 운동이 필요하다!

만성 통증은 뇌의 착각이다

당신의 통증이 사라지지 않는 진짜 이유

PART 1

통증 치료가
잘못됐습니다!

통증 공포 시대

"선생님, 이게 뭐예요?"

믿을 수 없다는 듯, 놀람과 억울함이 뒤섞인 표정이었다. 40대 후반의 여성은 이미 여러 병원을 전전한 끝에 마지막이라는 심정으로 나를 찾아왔다. 2년 전, 요추 4번과 5번에 디스크 탈출이 있고 협착이 약간 보인다는 진단을 받았다. 이후 몇몇 대학병원과 이름 난 정형외과 명의들을 모두 거쳤고, 수술만 빼고 할 수 있는 치료는 다 받았다.

그녀가 가장 신뢰했던 유명한 정형외과 의사는 "제가 하라는 대로만 하세요. 6개월이면 나을 겁니다"라고 자신 있게 말했다. 그녀는 명의라고 소문난 그 의사의 말을 철석같이 믿었다. 허리를 숙이지 말라고 해서 정말 열심히 노력하며 그렇게 지냈다. 하지만 6개월이 지나고, 2년이 지나도 허리 통증은 여전했다. 오히려 더 심해졌다. 그녀는 이미 오래전부터 신발끈조차 혼자 묶지 못하는 상태였다.

"제가 다시 건강한 몸으로 돌아갈 수 있을까요? 이렇게 평생 살아야 할까 봐 무서워요."

나는 우선 움직임을 보기 위해 등받이 없는 의자에 앉았다 일어나보라고 했다. 그녀는 한 손은 허리를, 다른 한 손은 무릎을 짚은 채 잔뜩 긴장한 모습으로 허리를 바짝 세우고 겨우 몸을 일으켰다.

"지금 아프세요?"

"아플까 봐요."

허리를 구부리면 디스크가 더 튀어나올까 봐 무섭다는 것이다.

"허리 신경 쓰지 말고, 상체를 앞뒤로 슬렁슬렁 흔들어보세요. 힘 빼고, 그냥 부드럽게 움직이다가 허리를 숙이며 그대로 쓰~윽 일어나보세요."

그녀는 잠시 망설였지만 조심스럽게 따라 했다. 그런데 놀랍게도 아프지 않았다. 눈이 휘둥그레진 그녀는 나와 함께 자연스러운 동작으로 일어서는 연습을 반복했다.

"허리를 구부리면 안 되는 줄 알고 살았는데, 이렇게 해도 안 아프다니…."

정작 그녀의 움직임을 가로막고 있던 건 몸의 이상이 아니라 통증에 대한 두려움이었다. 통증 자체보다 '통증이 올까 봐' 긴장하며 살아온 것이 더 큰 문제였다.

지금은 통증보다 통증에 대한 정보가 사람들을 더 움츠러들게 만든다. 처음에는 그저 허리가 조금 뻐근했을 뿐이었다. 하지만 검색 몇 번만으로 "요추 4-5번 디스크 탈출" "하지 마비 가능성" "방치하면 수술로 이어질 수 있다" 같은 글들이 줄줄이 뜬다. TV 건강 프로그램에서 자주 보던 정형외과 교수도 "허리는 절대 굽히면 안 됩니다. 평생 조심하셔야 해요"라고 조언한다.

그렇게 어느새 허리를 숙이는 것이 두려워지고, 앉았다 일어날 때도 본능적으로 몸에 힘을 주게 된다. 움직일 수 있는데도 "하면 안 된다"는 말이 먼저 떠오른다. 어깨가 아팠던 사람은 팔을 위로 들지 않고, 허리를 삐끗했던 사람은 앉았다 일어날 때마다 숨을 참으며 긴장한다. 무릎이 욱신거렸던 사람은 계단을 피하고, 발바닥이 아팠던 사람은 걷지 않으려고 한다. 이처럼 막연한 두려움 속에서 우리는 더 조심하고, 더 회피하며, 더 위축된다. 결국 자연스러운 움직임을 멈추게 된다.

'다시 아프면 어쩌지?'

지금 우리가 겪고 있는 통증은 단순한 '손상'이나 '고장'이 아닐 수 있다. 통증 그 자체보다 더 무서운 건 통증이 다시 찾아올까 봐 두려워 움츠러든 우리의 몸이다. 공포는 몸을 굳게 만들고, 굳은 몸은 다시 공포를 키운다. 통증은 단순히 '움직이지 말라'는 신호가 아니다. 오히려 '이제 다르게 움직여야 한다'는 뇌의 메시지일 수 있다. 우리는 통증 공포 시대에서 벗어나야 한다.

병원은 나를 고쳐주지 못했다

아침에 일어나면 허리가 묵직하다. 출근길에 앉아 있다가 일어서면 무릎이 뻣뻣하다. 책상 앞에 몇 시간만 앉아 있어도 어깨, 목, 등이 뻐근해 온다. 통증이 심해지면 시간을 쪼개 병원을 찾는다. 진료를 받고, 물리치료를 받고, 약도 먹고, 주사도 맞는다. 처음엔 괜찮아지는 것 같다가도 며칠 지나면 다시 아파온다. 다른 병원을 찾아가 다른 치료를 받아보지만, 결과는 비슷하다.

"디스크가 살짝 튀어나와 있네요."
"골반이 조금 틀어졌어요."
"자세가 안 좋아서 그렇습니다."
의사는 큰 문제는 보이지 않는다고 말한다. 그래도 안 좋다고 하니까, 처음엔 '아, 그렇구나' 하며 고개를 끄덕인다. 하지만 시간이 지날수록 마음 한편이 찜찜하다. 왜 의사 말대로 해도 나아지지 않을까? 왜 하라는 대로 치료를 받아도 계속 아플까? 내가 너무 예민한 걸까? 아니면 내 몸 어딘가에 심각한 문제가 숨어 있는 걸까?

"어깨 통증이 낫질 않아서 병원을 몇 군데나 옮겨 다녔어요. 그런데 병원마다 진단명이 모두 다르더라고요. 어깨 관절 염좌와 오십견이라고 해서 주사 치료를 받고 괜찮아졌는데, 3개월 만에 통증이 다시 시작됐어요. 이번엔 다른 병원에 갔더니 회전근개 염증이래요. 약을 먹고 좀 괜찮더니 한두 달 지나니까, 더 아프더라고요. 그래서 다시 병원에 갔더니 이번엔 목디스크 같대요. 도대체 어디가 문제인지 모르겠어요. 가는 병원마다 병명이 다르고, 어디는 주사를 놓고, 어디는 약을 주고, 그 약도 진단명에 따라 또 다르더라고요. 병원을 몇 군데를 더 다녀야 제대로 된 병명을 알 수 있을지…. 이렇게 해서 내 몸이 정말 좋아질 수 있을까요?"

통증이 시작되면 사람들은 가장 먼저 '이게 무슨 병일까?'를 궁금해한다. 병명을 찾아야 통증을 이해할 수 있을 것 같고, 병명을 알아야 치료가 가능할 것처럼 생각한다. 그래서 병원에 가고, 검사를 받고, 영상 자료를 들여다본다. 그곳에서 마침 어떤 '손상'이 발견되면, 우리는 안도한다. 그리고 그 손상에 디스크, 관절염, 건염, 연골연화증, 협착증… 이렇게 정확한 질환명이 붙으면 뭔가 분명해진 느낌이다.

'내가 아픈 건 이 병 때문이구나.'

'이래서 내가 그동안 아팠던 거구나.'

병원은 급성 손상, 구조적 문제, 생명을 위협하는 상태를 신속히 발견하고 치료하는 데 있어 정말로 중요한 곳이다. 하지만 계속 재발하고 오랫동안 지속되는 만성 통증은 조금 다르다. 몇 달, 몇 년 씩 이어지는 통증은 단순한 조직 손상 이상의 다른 요인이 작용하고 있는 경우가 많다.

병원이 다 해줄 수 없다고 해서 절망할 필요는 없다. 그건 다른 접근이 필요하다는 신호일 뿐이다. 지금 당신이 느끼는 통증에는 분명 이유가 있다. 다만 그 이유가 우리가 지금껏 들어왔던 방식과는 조금 다를 수 있다는 뜻이다.

통증의 '진짜 원인'을
바로 보자

통증의 원인은 손상일까?

"통증의 원인은 손상이다."

지금도 의학계에서 가장 널리 받아들여지는 통증의 전제다. 손상이 있다는 것만으로 통증이 설명되고, 손상이 없다면 오히려 통증을 설명할 언어가 사라진다. 이 관점은 해부학 중심의 근대 의학체계에서 출발했다. 인체의 구조를 세밀하게 분석하고, 고장 난 부위를 찾아내어 수술하거나 교정하는 방식. 통증의 원인을 인체 구조의 손상으로 바라보는 이런 관점은 오랫동안 통증 진단과 치료의 표준이 되어왔다.

하지만 정말 모든 통증이 손상에서 비롯된 것일까? 청소년 국가 대표 출신의 한 유망한 운동선수가 있었다. 무릎 통증이 심해져 병원을 찾았고, 진단명은 '연골연화증'이었다. 연골이 닳고, 물렁해지고, 찢어진 상태라는 설명과 함께 운동 금지 처방을 받았다. 진단명은 뚜렷했고, 영상으로도 손상이 명확했다. 약을 먹고 물리치료를 받으며 의사의 지시를 모두 따랐지만, 통증은 나아지지 않았다.

그의 움직임을 살펴보니, 문제는 무릎이 아니라 발과 고관절에 있었다. 착지할 때 발이 안쪽으로 무너지고, 고관절의 회전이 제한되어 그 부담이 고스란히 무릎으로 전달되고 있었다. 나는 무릎 운동 대신, 발과 고관절의 움직임을 회복시키는 운동을 시켰다. 시간이 지나니 무릎 통증은 사라졌다. 통증이 사라졌지만, 그의 영상 진단상 병명은 여전히 연골연화증이다. 한번 손상된 연골은 재생되지 않기 때문이다. 손상은 그대로지만, 그는 재활에 성공했다. 손상된 연골은 그대로인데, 통증은 사라졌고 기능도 회복된 것이다. 그렇다면 과연 손상이 통증의 원인이라고 단정할 수 있을까?

이런 사례는 드물지 않다. 오히려 통증 관련 연구나 임상 현장에서 매우 흔하게 발견된다. 예를 들어, 허리디스크 환자의 MRI를 찍어 보면 많은 사람에게 디스크 돌출이 관찰된다. 하지만 디스크 돌출이 있어도 증상이 없는 경우가 30~50%에 달한다. 심지어 상당수는 별다른 치료 없이 자연 회복되기도 한다.

어깨도 마찬가지다. 회전근개가 부분 혹은 완전히 파열된 경우에도 절반 이상이 무증상으로 지내며, 50대 이상에서는 60% 이상이 통증 없이 일상생활을 유지한다. 무릎도 여러 연구에서 연골 퇴행과 무릎 통증 사이에 뚜렷한 연관성이 없다고 밝혀졌다. 연골이 많이 닳아 있어도 절반 이상이 통증이 없으며, 심지어 가장 심한 무릎 퇴행 단계인 4단계 환자 중에서도 4명 중 1명은 통증을 느끼지 않는다. 즉, 영상의학적으로 손상이 있다고 해서 모두 아픈 건 아니라는 뜻이다.

우리는 너무 자주, 너무 쉽게 '손상 = 통증'이라는 공식을 믿는다. 그래서 통증이 생기면 반드시 원인을 찾아내야 한다고 생각한다. 질환명을 붙여야만 안심이 되고, 진단 없이는 치료도 없다고 여긴다. 하지만 통증은 단순한 고장의 결과가 아니다. 때로는 잘못된 움직임이 통증을 만들고, 때로는 뇌의 경고 시스템이 과민해진 결과일 수도 있다. 손상은 단지 배경일 뿐, 통증을 일으키는 주인공은 아닐 수 있다는 것이다.

몸이 삐뚤어지고 틀어져서 아픈 걸까?

"골반이 살짝 기울어져 있네요. 왼쪽이 조금 낮아요."
"다리 길이가 1cm 정도 차이 납니다."
엑스레이 촬영을 마친 뒤 의사가 말한다. "특별히 걱정할 필요는 없어요"라고 하지만, 내 몸 어딘가에 문제가 있다는 듯이 들린다. 그 순간부터 머릿속이 복잡해진다. 골반이 틀어져서 허리가 아픈 걸까? 다리 길이 차이로 무릎에 무리가 가는 건 아닐까? 허리가 아픈 건 혹시 척추가 휘어서 그런 걸까?

헬스장에서 퍼스널 트레이닝을 시작할 때도 비슷하다. 많은 경우, 첫날은 체형 분석부터 시작한다. 어깨높이는 같은지, 골반은 수평인지, 좌우 다리 길이가 같은지 측정하고 사진도 찍는다. 그리고 트레이너는 이렇게 말한다.

"체형을 바로잡으려면 약한 근육은 강화하고, 긴장된 근육은 이완시켜야 합니다. 운동 프로그램은 이렇게 구성할게요."

이 말을 들은 우리는 열심히 스트레칭하고, 마사지 받고, 근력 운동을 따라 한다. 몸이 바르게 서야 통증이 사라진다고 믿기 때문이다. 하지만 그렇게 노력해도 통증은 쉽게 사라지지 않는다. 오히려 더 민감해지고, 더 불편해지고, 더 위축된다. 그러면 우리는 또 이렇게 말한다.

"평소 자세가 안 좋아서 그런가 봐요. 운동을 해도 잘 고쳐지지 않네요."

몸이 당장이라도 고쳐야 할 결함투성이처럼 느껴진다. 하지만 정말 그럴까? 많은 사람들의 믿음과 달리 비대칭은 통증의 원인이 아니라, 그동안 통증을 피하며 살아온 결과인 경우가 많다. 즉, 몸이 아프지 않기 위해 세운 나름의 전략이라는 뜻이다.

우리 몸은 아픈 쪽을 덜 쓰고, 긴장되는 자세를 피하며, 안전하다고 느끼는 방향으로만 움직인다. 그러다 보면 특정 근육은 더 굳고, 어떤 관절은 덜 쓰게 되면서 체형이 조금씩 달라진다. 비대칭은 고장 난 모양이 아니라, 그동안 몸이 버텨온 흔적일 수 있다.

운동선수들을 보아도 신체의 비대칭은 매우 흔하다. 세계적인 테니스 선수 라파엘 나달은 양쪽 팔의 굵기가 확연히 다르다. 메이저리그 투수들은 투구하는 팔과 반대편 팔의 크기가 다르고, 투구하는 쪽 어깨가 내려가 있는 경우도 많다. 일반적인 기준으로 보면 '틀어진 몸'이지만, 이들에게는 오히려 경기력을 높이기 위한 '맞춤형 변화'다. 반복된 움직임에 신체가 적응한 결과다. 중요한 건 '그 비대칭이 통증을 만드는가, 아니면 기능적으로 잘 작동하고 있는가'이다.

우리는 너무나 익숙하게 '정렬 중심 사고'에 갇혀 있다. 몸이 틀어졌기 때문에 아프고, 그래서 다시 교정해야 낫는다고 믿는다. 이러한 사고방식은 사실 오래된 구조주의적 패러다임에 뿌리를 두고 있다. 특히 호주식 물리치료로 대표되는 접근법은 영상 진단을 통해 신체의 비뚤어진 구조를 찾아내고, 이를 교정함으로써 통증을 줄이는 것을 기본 전략으로 삼는다. 여기서 중심에 놓인 인과관계는 단순하다.

'비뚤어진 체형 → 통증'

하지만 최근의 관점은 여기에 질문을 던진다. 왜 그 체형이 만들어졌는가? 왜 그 움직임이 고착되었는가? 움직임이 망가졌기 때문에 체형이 변형된 것이라면, 단지 정렬만 맞추는 것은 근본적인 해결이 아니다. 비대칭은 통증의 원인이 아니라, 반복된 움직임과 회피의 결과이기 때문이다.

실제로 많은 연구들이 신체의 비대칭이나 정렬 이상이 꼭 통증과 연결되지 않는다는 사실을 보여준다.

- 청소년의 척추측만증은 통증과 별 관련이 없었고,
- 골반 높이 차이 역시 요통과 유의미한 상관이 없었으며,
- 어깨 정렬의 불균형 또한 통증을 예측할 수 없었다.

이제 우리는 질문을 바꿔야 한다.

'몸이 비뚤어져서 아픈 걸까? 아니면 아프지 않기 위해 몸이 그렇게 굳은 걸까?'

정렬을 바르게 맞추는 데 집착하는 순간, 우리는 또 다른 통증 공포에 빠진다. 왼쪽 어깨가 올라갔다는 말에 하루 종일 자세를 의식하고, 골반이 틀어졌다는 말에 일상적인 움직임까지 멈추게 된다. 그 결과 몸은 더 경직되고, 뇌는 통증에 더 예민해진다.

정렬은 목표가 아니라 도구다. 비뚤어졌다고 해서 반드시 고쳐야 할 대상은 아니다. 영상 판독이나 체형 사진으로 내 몸을 판단하는 시대는 지나가고 있다. 이제는 통증의 '진짜 정체'를 제대로 알아야 한다.

나는 왜 남들보다 더 아플까? 뭘 잘못한 걸까?

"나이가 들어서 그래요."

"여성분들은 원래 통증에 예민하거든요."

병원에 가면 흔히 듣는 말이다. 무릎이 아파서, 어깨가 아파서, 허리나 손목이 욱신거려서 진료실에 들어갔는데, 의사는 통증보다 나이부터 먼저 확인한다. 그러고는 "50대엔 염증이 잘 생겨요"라는 말로 설명을 마친다. 그 나이면 누구나 겪는 일이라는 듯이…. 하지만 매일이 고통스러운 사람에게 그 말은 아픈 게 당연하다는 것처럼 들려 마음이 답답하다. 그럴 때면 우리는 자신을 타이르게 된다.

'나이 들면 다 그렇다는데, 그냥 참고 살아야 하나 보다.'

'젊었을 때 관리를 잘 못해서 그렇지.'

'내가 너무 예민한 걸지도 몰라.'

아픈 것도 서러운데, 이런 자기 비난은 마음을 더 지치게 만들고, 몸이 회복될 가능성마저 가로막는다. 이처럼 나이에 대한 고정된 시선과 성별에 대한 편견은 통증의 원인을 단순화시킨다. 결국, 통증의 원인을 제대로 들여다볼 기회를 놓쳐버리게 된다.

"연세가 있으셔서 연골이 많이 닳았네요."

"나이가 들면 척추에 뼈돌기가 생기니까요."

나이 때문에 관절이 변했고, 그 변화로 인해 통증이 생겼다는 설명이다. 하지만 실제로는 연골이 닳아도 아프지 않은 사람이 많고,

골극(뼈돌기)이 있어도 전혀 증상이 없는 경우도 적지 않다.

"의사 선생님이 나이 때문이라고 하니까 그냥 낙담했어요. 이제 내 몸은 원래 아픈 거구나 싶어서, 괜히 뭘 하다 더 아프게 될까 봐 아무것도 안 하게 됐어요."

처음엔 통증을 피하려고 움직임을 줄였지만, 오히려 몸은 더 굳고 통증 부위는 더 넓어진다. 악순환의 시작이다.

의학은 MRI나 X-ray처럼 고정된 구조 이미지를 기반으로 통증의 원인을 진단한다. 하지만 통증은 단순히 구조의 문제가 아니다. 움직임의 질, 생활 습관, 감정 상태, 반복된 회피와 긴장… 이 모든 것이 합쳐져 만들어진 결과다. 단순히 나이나 성별의 문제가 아니라, '몸이 살아온 방식'과 '지금의 움직임 패턴'이 더 중요한 경우가 많다.

실제로 여성은 근골격계 만성 통증의 유병률이 남성보다 훨씬 높다. 보건복지부 통계에 따르면, 30~60대 여성은 어깨, 목, 무릎, 손목 등 여러 부위의 통증을 동시에 겪는 경우가 많다. 증상도 복합적이다. 그렇다고 여성의 통증을 쉽게 넘겨버리면 안 된다.

"폐경기쯤이면 다 그래요."

"여자는 원래 남자보다 약하잖아요."

"나이도 있으시니 그만하시는 게 좋아요."

이런 말은 환자에게 무기력과 죄책감을 동시에 안긴다. 결국 움직임을 포기하고 회피하게 만든다. 통증 그 자체보다 통증에 대한 편견과 믿음이 몸을 멈추게 만드는 것이다.

물론 생리적 차이는 분명히 있다. 여성 호르몬인 에스트로겐은 뇌와 척수, 면역계에 영향을 미쳐 통증에 더 민감하게 만든다. 예를 들어, 배란기에는 통증 감수성이 낮아지고, 월경기나 폐경기에는 더 예민해진다. 척수에서는 같은 자극에도 더 강하게 반응하게 되고, 염증 반응을 조절하는 면역계도 민감해진다. 이런 이유로 여성에게 자가면역 질환이나 만성 통증이 더 흔하게 나타난다.

반대로 남성 호르몬인 테스토스테론은 신경계를 안정시키고 염증 반응을 억제한다. 그래서 남성은 통증에 다소 둔감하거나, 같은 자극을 더 오래 견디는 경향이 있다. 하지만 그렇다고 나이나 성별로 인한 생물학적 차이에서 비롯된 통증을 '자연스럽다'며 무시하거나 참아야 한다는 뜻은 아니다. 중요한 것은 각자의 몸이 가진 민감한 조건에 맞는 대처 방식을 찾는 일이다.

이제 더 이상 통증 때문에 몸과 마음이 움츠러들 필요는 없다. 나이 때문에, 여성이라는 이유로 자신을 제한하지 않아도 된다. 당신에게 필요한 것은 인내가 아니라, 섬세하고 전문적인 회복 전략이다.

움직임의 리듬이 깨지면 통증이 생긴다

통증은 무조건 멈추라는 신호일까?

통증이 반복되면, 사람은 점점 움직임을 줄인다. 이럴 때 자주 인용되는 심리학적 비유가 있다. 바로 '컵 속의 벼룩 실험'이다. 벼룩을 투명한 유리컵 안에 넣고 뚜껑을 덮으면, 벼룩은 처음엔 컵에서 탈출하려고 높이 뛰어오른다. 하지만 계속 뚜껑에 부딪히자 스스로 높이를 낮춘다. 결국 뚜껑을 치워도 벼룩은 여전히 컵 높이까지만 뛴다. 인간도 마찬가지다. 한때의 통증 기억 속에 갇혀, 몸은 괜찮아졌는데도 여전히 '아플까 봐' 움직이지 못한다.

처음 통증이 왔을 때는 단순했다. 과로했거나, 무리를 했거나, 혹은 나도 모르게 잘못된 자세를 오래 유지했을 뿐이었다. 그때는 조심해야겠다는 마음이 들었다. 그런데 통증이 반복되거나, 치료를 받아도 잘 낫지 않거나, 진단은 애매한데 통증이 계속되면, 우리는 점점 더 신중해진다. 아니, 정확히 말하면 점점 더 움직이지 않게 된다.

'이 정도로 아픈데, 더 움직이면 안 되는 거 아닐까?'

이러한 의구심은 어느덧 확신으로 변한다. 그리고 뇌는 학습한다. '이런 움직임 → 통증'이라는 연결을 기억해 낸다. 그 고통을 회피하기 위해 뇌는 미리 경고를 보낸다. 움직이기도 전에 "그건 위험해"라고 말하는 것이다. 이것이 바로 통증 회피 행동Fear-Avoidance Behavior이다. 우리의 몸을 지배하고 있는 통증 공포의 실체다.

예를 들어, 오십견을 앓았던 사람에게는 다음과 같은 통증 회피 행동이 나타난다.

어깨 통증 발생 → 팔 들기를 피함 → 가동 범위 감소 → 어깨 굳음 → 다시 움직이려 하면 통증 발생 → 회피 강화

허리 통증을 겪은 경우도 비슷하다.

허리 통증 경험 → 허리 사용을 피함 → 몸통 긴장과 보호 자세 지속 → 유연성 저하 → 허리 민감도 증가 → 다시 통증 → 더 큰 회피 행동

결국 통증을 피하려는 이러한 전략이 오히려 통증을 더 키우고 회복을 늦춘다. 처음엔 회피였지만, 나중에는 두려움이 습관이 되어버린다. 우리는 결국 '컵 속의 벼룩'처럼 살아간다. 한 번의 통증 경험이 뇌에 '이 동작은 위험하다'는 메시지를 새기고, 이후 그 동작을 피하게 된다. 결국 실제로는 할 수 있는 움직임조차 '하면 안 되는 것'으로 여기며 몸이 점점 움츠러든다.

분명히 이전보다 통증은 줄었는데도 움직임은 여전히 회복되지 않는 이유다. 우리 몸이 뇌가 설정한 '안전범위' 안에서만 움직이기 때문이다. 그러면 근육과 관절은 그만큼 퇴행하고, 뇌는 다시 경고를 울린다. 통증은 다시 시작된다. 지금 우리가 느끼는 통증은, 어쩌면 통증 자체보다 통증을 피하려는 습관 때문일 수 있다.

Check! **나는 통증에 대해 얼마나 불안감과 두려움을 가지고 있는가?**

☐ 통증이 있을 땐 가능한 한 그 부위를 쓰지 않으려 한다.

☐ 치료를 받을수록 오히려 더 예민해지는 느낌이 든다.

☐ 이전에 아팠던 동작을 할 때 다시 아플까 봐 망설여진다.

☐ 움직이면 아플까 봐 가만히 쉬는 게 낫다고 생각한다.

☐ 아무리 검사해도 원인이 안 나오는데 통증은 계속된다.

☐ 병원에서는 괜찮아졌다지만 움직이면 오히려 더 불편하다.

* 하나라도 해당한다면, 당신은 이미 '통증 공포'에 사로잡혀 있을지 모른다.

통증은 근막에서 시작된다

"선생님, 여기가 너무 아파요. 딱 이 지점이요."

어떤 사람은 허리를, 어떤 사람은 무릎을, 또 어떤 사람은 어깨를 콕 짚어 말한다. 나를 찾아오는 사람들 대부분은 이미 여러 병원을 전전한 경우가 많다. 엑스레이도 찍고, MRI도 찍어봤지만 "특별한 이상이 없다"는 말만 들었다고 하소연한다.

"디스크도 아니라는데… 도대체 뭐가 문제일까요?"

많은 사람들은 통증이 느껴지는 바로 그곳에 원인이 있다고 믿는다. 그래서 관절 사진을 찍고, 염증을 의심하고, 근육을 푼다. 하지만 실제로 문제를 일으키는 것은 그 부위의 안쪽도 바깥쪽도 아닌, 그 부위를 감싸고 연결하는 '근막'인 경우가 많다.

근막이 통증의 주범인 이유는 단순하다. 통증 감각 수용체가 근막에 가장 많이 분포돼 있기 때문이다. 연구에 따르면, 우리 몸의 통증 감각세포 중 80% 이상이 근막에 몰려 있다. 즉, 우리가 관절이나 근육, 힘줄이 아프다고 느끼는 경우의 대부분이 실제로는 그 부위를 감싸는 근막이 보내는 경고인 경우가 많다. 그런데 근막은 MRI에서도 잘 보이지 않기 때문에, 영상 검사에서는 "특별한 이상이 없다"는 말로 무시되기 쉬운 것이다.

물론 구조적 손상 자체가 통증을 일으킬 수 있다. 뼈가 부러지거나 인대가 파열되는 급성 손상에서는 통증이 조직의 파괴 자체

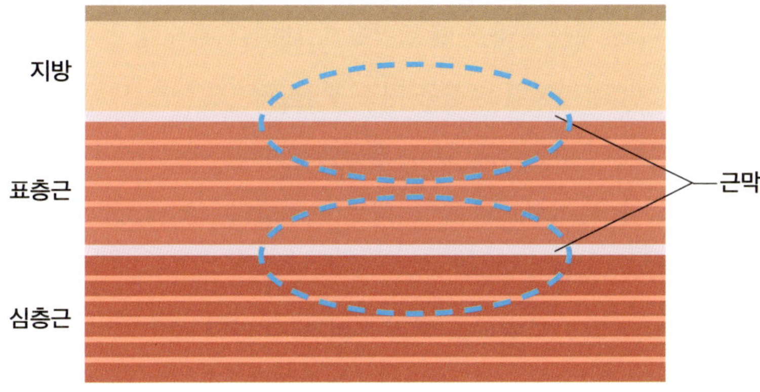

정상 상태의 근막

근막의 흐름이 원활해 편안하고 효율적으로 움직일 수 있다.

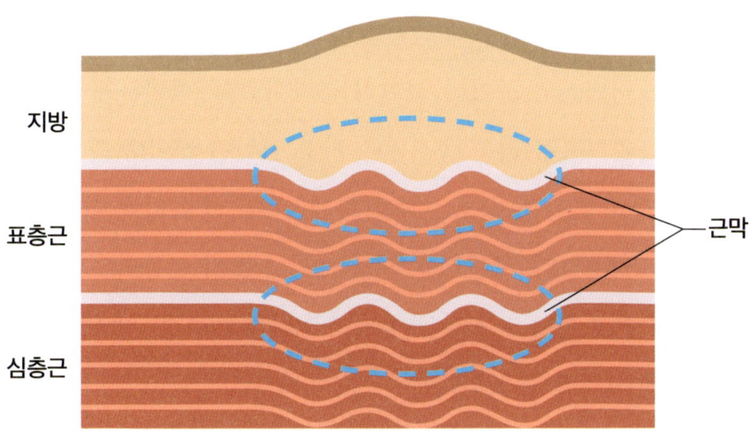

유착 상태의 근막

불균형한 근막은 움직임의 협응을 무너뜨려 통증의 원인이 된다.

에서 비롯된다. 하지만 영상 검사상 특별한 손상이 없거나, 시간이 지나도 통증이 사라지지 않는다면 이야기가 다르다.

"이상하죠? 계단 올라갈 땐 괜찮은데, 내려갈 때가 정말 아파요."

40대 중반의 직장인 남성은 평소 등산을 즐겼지만, 요즘은 계단 만 봐도 한숨이 나온다고 했다. 병원에서는 반월상연골 손상 가능 성을 말하며, 물리치료와 주사 치료를 권했다. 하지만 몇 주가 지 나도 상태는 나아지지 않았다.

"연골이 조금 손상됐다고 이렇게 아플 수 있나요?"

그의 움직임을 찬찬히 관찰했다. 오른발을 디딜 때 체중이 바깥 으로 쏠리고, 무릎은 살짝 안쪽으로 꺾였다. 고관절은 제대로 회전 하지 않았고, 발목은 뻣뻣하게 고정돼 있었다.

"다리를 드는 동작이 좀 불편하셨죠?"

"네, 다리는 무겁고, 오래 걷기만 해도 금방 지쳐요."

문제는 허벅지와 종아리 사이의 근막이었다. 뻣뻣하게 굳은 근 막이 무릎의 자연스러운 움직임을 막고 있었던 것이다. 우선 누워 서 다리를 좌우로 흔들어 긴장을 풀게 한 뒤, 종아리를 아래로 부 드럽게 늘려주었다. 고관절을 원을 그리며 돌리는 동작도 함께 진 행했다. 2주쯤 지나자 움직임이 확연히 달라졌고, 한 달 뒤에는 다 시 등산을 시작할 수 있었다.

최근에는 기존의 '근육 중심' '관절 중심' '신경 압박 중심' 이론 으로 설명되지 않는 만성 통증과 기능 장애를 이해하기 위해, 근 막이라는 조직을 새롭게 조명하는 흐름이 강해지고 있다. 사실 '근막'이라는 단어는 낯설지 않다. "근막이 뭉쳤다"거나 "근막을 풀어야 한다"는 말을 많이 들어봤을 것이다. 하지만 익숙한 단어라고 해서, 그 정체까지 제대로 아는 것은 아니다.

많은 사람들이 '막'이라는 명칭 때문에 근막을 얇은 한 겹의 피막처럼 생각한다. 그러나 실제 근막은 단순히 근육을 싸고 있는 막이 아니다. 우리 몸 전체를 하나로 연결하는 다층 구조의 조직망이다. 근막은 각 근육과 관절, 장기를 입체적으로 감싸고 서로 이어주며, 부드럽게 미끄러지고 탄력적으로 움직인다. 이 연결망이 자연스럽게 작동할 때, 우리는 편안하고 효율적으로 움직일 수 있다.

그렇다면 근막이 불균형한 상태가 되면 어떻게 될까? 예를 들어, 신문지를 여러 장 포개놓았는데, 그중 한 장이 젖어 서로 달라붙었다고 생각해 보자. 신문지 전체가 제대로 움직이지 못한다. 잡아당기면 찢어지고, 밀면 구겨진다. 우리가 흔히 '근육이 뭉쳤다'고 표현하는 것도, 실제로는 근육 자체보다 그 주변 근막의 흐름이 막혀 생기는 경우가 많다. 이것이 흔히 말하는 '근막 유착' 상태다.

근막이 굳거나 불균형해지는 데에는 반복적인 원인이 있다.

- 하루 종일 앉아서 보내는 생활
- 항상 같은 방향으로 가방을 메는 습관
- 특정 부위만 반복적으로 사용하는 운동
- 운동을 하지 않고 거의 움직이지 않는 생활

이런 패턴들이 근막의 자연스러운 흐름을 방해한다.

여기에 스트레스와 감정적 긴장도 영향을 미친다. 마음이 긴장하면 몸도 긴장하고, 특히 가슴과 복부, 골반 주변의 근막이 단단하게 굳기 시작한다. 이런 패턴이 반복되면 결국 근막의 흐름을 어긋나게 만들고, 몸 전체의 유기적인 연결성을 망가뜨린다.

이처럼 근막이 한 부위에서 뭉치거나 굳으면, 우리 몸은 그 부위를 피해 움직이게 된다. 그 결과 엉뚱한 관절을 과도하게 쓰거나, 반대로 어떤 부위는 거의 움직이지 않게 된다. 이렇게 몸 전체가 하나로 연결되어 움직이지 못하고 협응이 무너지게 되면, 결국 만성 통증이 시작된다.

움직임의 흐름이 깨지면 통증이 퍼진다

한 남성이 절뚝이며 센터에 들어섰다. 50대 중반, 대기업 부장직, 말수는 적었지만 눈빛은 절박했다. 밤마다 허벅지 뒤가 저리고, 정강이가 욱신거리는 통증 때문에 잠을 자기 힘들다고 했다. 정형외과에서는 허리디스크 진단을 받았다. 물리치료도 받고, 신경 주사도 맞았지만 통증은 나아지지 않았다. 운동치료를 권유받았지만, 그는 체육관 문턱조차 넘지 못했다. 스쿼트를 하면 다리가 후들거리고, 자전거를 타면 정강이가 찢어질 듯 아팠기 때문이다. 결국 운동은 그에게 '하면 안 되는 것'이 되어버렸다.

걷는 모습부터 이상했다. 오른발이 뒤꿈치부터 닿지 않았고, 엉덩이는 뒤로 빠져 있었으며, 허리는 한쪽으로 기울어 있었다. 오래 전 오른쪽 허벅지를 크게 다친 적이 있다고 했다. 그 후로 그 다리를 쓸 때마다 불안했고, 무의식적으로 힘을 싣지 못했다고 한다.

몸은 그 기억을 잊지 않는다. 그는 자신의 오른쪽 다리를 '믿지 못하고' 있었다. 이러한 행동 회피가 패턴이 되었고, 그 패턴이 굳어 지금의 통증을 만드는 구조로 고착된 것이다. MRI 상 디스크 돌출은 분명히 있었을 것이다. 하지만 진짜 문제는 엉덩이와 다리를 쓰지 못하는 '움직임 고장'이었다. 몸 전체가 연결된 상태에서 움직이지 못하고, 협응이 무너져 각 부위가 따로 노는 상태가 된 것이다.

내가 처음 시킨 동작은 단순했다.

"서서 몸을 좌우로 살랑살랑 흔들며 무게중심을 오른발, 왼발로 번갈아 옮겨보세요."

그는 체중을 오른쪽에 실을 때마다 상체가 미세하게 왼쪽으로 도망쳤다.

"다리 말고, 중심을 흔들어보세요. 무릎이나 엉덩이에 힘주지 말고, 물결처럼 살랑살랑 중심을 옮기는 겁니다."

처음에는 어색하게 몸을 뚝딱거렸지만, 반복할수록 움직임이 자연스러워졌다. 그리고 다시 걸어보게 했다. 한결 편안해진 모습이었다. 그는 놀란 듯 말했다.

"이렇게 걸어본 게… 10년 만인 것 같아요."

그 후 몇 주간, 그는 나와 함께 움직임을 바꾸는 훈련을 했다. 움직임이 달라지니 통증은 자연스럽게 줄었고, 밤잠을 설치는 일도 사라졌다. 물론 그는 여전히 허리디스크를 가지고 있다. 하지만 더 이상 절뚝이지 않는다. 무릎을 굽혀 앉을 수도 있고, 지하철 계단도 편하게 오른다. 그의 몸에서 달라진 건 단 하나, 움직임의 패턴이었다.

내가 만난 거의 모든 만성 통증 환자는 아픈 부위만 고장난 게 아니라, 그 부위의 움직임 전체가 망가져 있다.

- 어깨가 아픈 사람은 팔을 들 때 견갑골이 따라 움직이지 않는다.
- 무릎이 욱신거리는 사람은 고관절이 굳고 발목이 뻣뻣하다.
- 허리가 아픈 사람은 엉덩이는 잠자코 있고 허리만 꺾인다.
- 목이 아픈 사람은 어깨가 굳어 목이 대신 모든 부담을 짊어진다.

이건 단순히 '자세 문제'가 아니다. 협응력이 무너지면서 신체 부위가 따로 움직이고, 움직임이 유기적으로 연결되지 못한 결과다. 팔이 올라갈 때 견갑골이 따라 움직이고, 걸을 때 고관절과 발목이 조화롭게 반응해야 힘이 분산되고 통증도 줄어든다. 하지만 움직임이 고장 나면 이 연결이 끊기고, 특정 부위만 과도하게 사용하며 통증을 발생시킨다.

실제로 움직임 패턴 분석은 통증뿐 아니라 부상의 예측 도구가 되기도 한다. 미군에서는 신병 선발 시 FMS(Functional Movement Screen)라는 기능적 움직임 평가 도구를 사용한다. 이 평가에서 낮은 점수를 받은 병사일수록 훈련 중 부상 위험이 2~3배 높다는 연구 결과가 있다. 즉, 움직임의 오류는 단순히 자세가 좋지 않다는 의미가 아니라, 곧 통증이 닥칠 수 있다는 경고라는 뜻이다.

통증은 어느 날 갑자기 찾아오는 것처럼 보이지만, 그 이전에 몸은 이미 사인을 보내고 있다. 허리를 굽힐 때마다 엉덩이가 빠지지 않고 허리만 꺾이는 습관, 계단을 오를 때 무릎보다 발이 먼저 앞으로 쏠리는 걸음, 팔을 들어 올릴 때 어깨 대신 목이 먼저 긴장되는 패턴…. 이런 움직임의 오류가 특정 부위에 반복적인 과부하를 주고, 그 부위는 점점 더 민감해지고 뻣뻣해지며, 결국 통증으로 반응하게 된다.

이제 우리는 질문을 바꿔야 한다.

'왜 아프지?'가 아니라,

'어떻게 움직이고 있지?'라고.

질문이 바뀌는 순간, 몸의 회복은 이미 시작된다.

통증 트라우마는
뇌에 각인된다

뇌가 과민해지면 통증은 멈추지 않는다

"이상하죠? 병원에서는 아무 이상 없다는데, 계속 아프거든요."

오랜 통증으로 나를 찾아온 사람들에게서 자주 듣는 말이다. 엑스레이도 찍고, MRI도 찍고, 피검사도 해봤지만 결과는 '정상'. 그런데 왜 계속 아플까?

이 질문 속에는 여전히 오래된 믿음이 숨어 있다.

'통증은 몸 어딘가가 망가졌기 때문에 생긴다.'

실제로 많은 사람들이 통증을 골절, 염좌, 염증, 혹은 구조적 손상과 연결 짓는다. 하지만 최근의 통증 과학은 전혀 다른 이야기를 들려준다. 통증은 단순히 손상의 신호가 아니라 신경계 전체의 반응이며, 특히 뇌가 해석해 만들어내는 결과라는 것이다. 즉, 감각 신호는 몸에서 오지만, 그 신호를 '통증'이라는 경보로 번역하는 것은 뇌의 몫이다.

이걸 쉽게 이해할 수 있는 비유가 있다. 집에서 연기가 나면 화재경보기가 울린다. 그런데 센서가 너무 민감하면, 향초 연기나 뜨거운 음식의 수증기에도 경보가 울릴 수 있다. 진짜 불은 나지 않았지만, 시스템은 이미 위험하다고 판단한 것이다. 통증도 마찬가지다. 어떤 부위에 통증이 오래 지속되면, 그 부위와 연결된 경보 시스템, 즉 말초신경·척수·뇌로 이어지는 감각 회로 전체가 과민해진다. 그러면 실제 손상이 없어도, 조금의 자극만으로도 신경계는 위험하다고 판단해 뇌가 통증을 만들어낸다.

이러한 현상을 '감작sensitization'이라고 부른다. 신경계의 센서와 회로들이 원래보다 훨씬 민감해진 상태다. 마치 블랙박스가 지나치게 민감하게 설정돼 있어, 옆으로 차가 지나가기만 해도 '충돌 경고' 알림이 울리는 것과 같다. 실제 사고 위험은 없지만, 경고 시스템은 풀가동 중인 셈이다.

감작은 통증이 회복으로 갈지, 아니면 만성으로 굳어질지를 결정짓는 갈림길이 된다. 통증이 생긴 직후에는 근막의 긴장이나 움직임 제한처럼 단순한 일차적 문제가 있더라도, 뇌신경계가 정상적인 회복 흐름을 따라간다면 통증은 서서히 사라진다. 하지만 시간이 지나면서 신경계가 감작 되면 이야기는 달라진다. 이 시점부터는 통증이 더 이상 손상의 반응이 아니라, 위험을 과잉 해석한 '방어 시스템의 오작동'이 된다.

2013년 국제통증학회IASP는 "만성 통증 환자에게서는 구조적 손상 없이도 중추신경계의 감작이 나타날 수 있다"고 공식 정의했다. 실제로 뇌 영상 연구에 따르면, 같은 자극을 가했을 때 만성 통증 환자의 뇌가 일반인보다 훨씬 강하게 반응하는 것으로 나타났다. 즉, 통증은 손상이 아니라 위협을 과잉 해석한 결과일 수 있다는 것이다.

병원에 다니며 주사도 맞고 약도 먹었는데 통증이 계속된다면, 단순히 염증 때문이 아닐 가능성이 크다. 그런데도 환자들은 흔히 이렇게 묻는다.

"염증이 이렇게 오래갈 수 있나요?"

나는 되묻는다.

"부었나요? 빨갛게 변했나요? 만지면 뜨끈뜨끈한가요?"

"아니요, 그런 건 없어요."

사람들은 통증이 계속되면 아직 염증이 남아 있다고 생각하기 쉽다. 하지만 부기나 열감 같은 염증 반응이 없고, 영상이나 혈액 검사에서도 이상이 없다면, 지금의 통증은 신경계가 그 부위를 '아직 위험하다'고 착각하는 상태일 수 있다. 특히 근막이 유착되고 움직임의 흐름이 깨진 상태에서 이런 감작이 더해지면, 통증은 더 쉽게 더 오래 지속된다. 그렇다고 이 통증이 '가짜'라는 뜻은 아니다. 뇌는 실제로 통증을 느끼고 있고, 신경계는 진짜 경고를 보내고 있다. 다만, 그 경고가 실제 위험보다 훨씬 과장되어 있다는 것이다.

그렇다면 뇌는 왜 이런 반응을 할까? 일종의 과잉 방어 전략이다. 예전에 크게 다쳤던 경험이 있거나, 그 부위에 자극이 반복되면 뇌는 '이번에도 위험할 수 있다'고 판단한다. 아직 불이 나진 않았지만, 예전에 불이 났던 장소니까 또 불이 날 수 있다고 미리 경보를 울리는 셈이다. 따라서 통증을 회복하기 위해서는 단순히 손상을 치료하는 걸 넘어서, 예민해진 경보 시스템을 조절해야 한다. 뇌에게 '이제 괜찮다'고 알려주어야 한다.

이제 다시 질문해 보자.

'당신의 통증은 어디에서 오는가? 몸인가, 뇌인가?'

통증 트라우마는 신경계에 각인된다

그렇다면 신경계는 왜 이렇게 예민해질까? 그 배경에는 '통증 트라우마'라는 요인이 있다. 사람들은 '트라우마' 하면 교통사고나 재난 같은 큰 사건을 떠올리지만, 통증에도 트라우마가 생긴다. 허리를 삐끗한 경험이 있는 사람은 비슷한 동작을 하려고 할 때 괜히 움찔하게 된다. '또 아프면 어떡하지?' 하는 불안, 치료받다 오히려 더 아팠던 기억, 병원에서 "이상 없다"는 말을 들었지만, 여전히 고통을 느꼈던 당혹감…. 이런 모든 것들이 신경계에 트라우마로 남는다.

그리고 그 기억은 특정 동작이나 감각이 반복될 때 되살아난다. 아직 다치지도 않았는데, 뇌는 "예전에 아팠잖아"라며 미리 통증을 만들어낸다. 이런 '위험 예측 반응'이 반복되면, 신경계는 점점 더 민감해진다. 다시 아플까 봐 몸을 움츠리고, 불안이 올라오면 움직이기 전에 먼저 긴장하게 된다. 통증 트라우마의 흔적이다.

이 트라우마는 어느 한 시점에만 등장하는 게 아니다. 때로는 처음부터, 혹은 감작 이후, 또는 회복을 방해하는 마지막 변수로, 여러 단계에 걸쳐 얽히는 복합 요인이다. 예를 들어 어떤 사람은 처음부터 뇌에 강하게 각인된다.

"허리 나갔던 날, 일어나지도 못했어요. 그날 이후로는 침대만 봐도 긴장돼요."

이처럼 시작부터 공포와 연결되면, 통증이 사라진 후에도 몸은 계속 '경계 모드'를 유지한다. 또 어떤 경우는 감작이 진행된 뒤 트라우마가 뒤늦게 끼어든다.

"치료를 받아도 낫질 않아요. 몇 군데 병원을 다녔는데, 다들 '이상 없다'고 하더라고요. 그러니까 내가 더 이상한 사람처럼 느껴지고, 더 불안해졌어요."

이렇게 불신과 좌절, 두려움이 감작 위에 겹치면, 신경계는 더 예민해진다. 어떤 경우엔 통증은 많이 줄었는데도 몸이 이상하게 돌아오지 않는다. 절뚝거리던 다리는 덜 아프지만 여전히 살짝 절게 되고, 팔은 이제 들 수 있는데도 자꾸 힘이 빠지고 껄끄럽다.

'괜찮을 것 같지만, 또 아프면 어쩌지?'

'여긴 원래 약하니까 조심해야 해.'

스스로도 모르게, 이런 생각이 몸의 브레이크로 작동한다. 움직일 수 있는 조건은 이미 갖춰졌지만, 뇌는 여전히 '거긴 위험하다'며 문을 닫고 있는 것이다. 이처럼 트라우마는 회복을 막는 마지막 걸림돌이 되기도 한다.

트라우마는 단지 기억의 문제가 아니다. 통증을 유발하는 신경계의 반응은 훨씬 복합적이다. 신경계는 감정, 감각, 장기 자극, 근육 피로, 수면 부족, 스트레스, 영양 상태 등 다양한 채널로부터 신호를 입력받는다. 그리고 그 자극이 일정 임계치를 넘으면, 뇌는 '위험하다'고 판단하고 통증 신호를 만들어낸다.

나는 종종 이런 신경계의 구조를 광케이블에 비유한다. 겉으로는 하나의 굵은 선처럼 보이지만, 안에는 수많은 가느다란 선들이 들어 있다. 그중 하나에서 강한 자극이 들어오면, 전체 회로가 반응한다. 성냥개비 하나가 불붙어 성냥갑 전체가 활활 타오르는 것처럼, 신경계도 마찬가지다. 감정적 스트레스에서 올라온 신호일 수도 있고, 위장이나 자궁처럼 장기에서 지속적으로 오는 신호일 수도 있다. 물론 어떤 경우는 실제 근골격계 문제, 즉 자세나 반복적 과사용이 원인일 수도 있다. 중요한 건, 우리가 흔히 믿는 것과 달리 통증의 원인이 반드시 근육이나 관절에만 있지 않다는 사실이다. 그래서 나는 환자에게 늘 이렇게 묻는다.

"아픈 건 언제부터인가요?"

"그 무렵, 무슨 일이 있었나요?"

단순한 병력 청취가 아니다. 이건 통증의 맥락을 찾는 질문이다. 신경계에 쌓여 있는 감정, 기억, 피로, 두려움… 이걸 함께 풀어주지 않으면 아무리 좋은 치료도 소용없다.

"선생님, 저는 정말 쉬고 싶었어요. 진짜 너무 힘들었어요."

어깨 통증으로 찾아온 50대 중반의 여성 환자였다. 병력을 듣다 보니, 아픈 건 어깨만이 아니었다. 남편과의 갈등, 자녀 문제, 시댁의 기대, 회사 일까지…. 그녀는 결국 울음을 터뜨렸고, 한 시간 가까이 감정을 쏟아냈다. 그리고 상담이 끝날 무렵, 그녀는 말했다.

"이상하네요. 아까보다 팔이 좀 더 올라가요. 선생님이 특별히 뭘 한 것도 아닌데…."

흔한 일이다. 감정을 꺼내 놓고 위협 신호가 내려가면, 신경계도 함께 이완된다. 몸은 안심하고, 통증 감도도 낮아진다. 이건 단순한 심리 효과가 아니다. 신경계 자체가 감정과 연결된 시스템이기 때문이다.

이러한 통증 트라우마는 감작과 나란히 존재하며, 때로는 감작보다 먼저 신경계를 바꿔 놓는다. 몸의 이상이 분명한데 치료만으로 나아지지 않을 때, 그 배경에는 몸에 새겨진 통증 기억이 숨어 있다. 신경계는 물리적 자극뿐 아니라 감정적 자극에도 반응하기 때문이다.

만성 통증은 뇌의 착각이다

"처음에는 그냥 삐끗한 거였어요. 며칠 쉬면 괜찮아질 줄 알았는데… 한 달이 지나도 그대로예요. 오히려 더 아파요."

급성 통증이 만성으로 넘어가는 전형적인 경로다. 처음엔 단순한 염좌, 근육 뭉침, 혹은 과사용 정도로 여기고 며칠 쉬거나 파스를 붙인다. 그런데도 통증이 사라지지 않고, 오히려 움직일 때 더 심해지면 사람들은 당황하기 시작한다.

만성 통증은 단순하지 않다. 원인은 복잡하며, 하나로 설명할 수 없다. 근막의 불균형, 움직임 패턴의 고장, 뇌의 과잉 반응과 감작 상태, 그리고 트라우마…. 이런 여러 요인이 얽히고설켜 서로를 자극하고 강화하며, 결국 악순환의 회로를 만든다.

예를 들어 오른쪽 허리를 삐끗하면, 무의식적으로 몸은 왼쪽으로 기울여 움직이게 된다. 그렇게 며칠, 몇 주가 지나면 한쪽은 짧아지고 다른 쪽은 늘어나면서 근막의 균형이 무너진다. 이 불균형이 지속되면 움직임도 부자연스러워지고, 통증은 점점 깊어진다.

통증의 초기 단계라면, 가동성을 회복시키는 것이 먼저다. 움직이지 않던 부위를 다시 움직일 수 있게 공간을 만들어준다. 동시에 움직임을 지지해 주는 근육이 제 역할을 할 수 있도록 만들어야 한다. 그래서 가동성 위에 안정성을 더하는 운동치료를 한다. 여기까지가 일반적인 물리치료나 운동 프로그램에서 흔히 접근하는 방식이다. 많은 의사가 말하는 "움직여야 한다" "운동해야 한다"는 조언도 이 단계까지를 염두에 둔 것이다.

하지만 통증이 만성화 단계, 즉 신경계가 감작된 상태에 들어서면 이야기가 달라진다. 이때는 단순한 안정화 운동이나 근력 강화, 혹은 근막을 풀어주는 마사지가 오히려 자극이 될 수 있다. 감작된 신경계는 그 자극을 '위협'으로 오인하고, 뇌는 "이건 예전에 아팠던 동작이야"라고 반응한다. 그 결과 운동을 했는데 통증이 더 심해지거나, 며칠 후 다시 통증이 올라오는 악순환이 반복된다. 몸을 회복시키기 위한 자극이 신경계를 더 각성시키는 것이다.

이 시점에서는 '근육을 키우자' '더 스트레칭하자'는 방식의 접근이 오히려 회복을 가로막는 벽이 된다. 가동성을 늘리고 근육을 강화하는 운동을 계속하는 데도 통증이 몇 달, 혹은 몇 년씩 지속되는 이유가 바로 여기에 있다.

만성 통증 단계에서는 손상된 몸은 이미 회복되었더라도, 뇌는 여전히 그 동작을 위험하다고 판단한다. 반복된 통증의 기억, 치료받다 오히려 더 아팠던 경험, 병원에서 "이상 없다"는 말을 들었지만 계속 아팠던 억울함… 이 모든 기억이 뇌에 남아 경계 반응을 더 예민하게 만들고, 감작을 강화하며, 통증 회로를 공고히 한다.

결국 이 모든 것이 하나의 고리처럼 이어진다.

근막의 불균형 → 움직임의 고장 → 뇌의 오해(감작) → 트라우마(기억과 불안)

근막의 불균형에서 시작된 통증은 움직임을 망가뜨리고, 뇌는 그 왜곡된 움직임을 위험으로 오인하며 감작 상태에 빠진다. 여기에 과거의 통증 기억과 감정적 불안이 더해지면 트라우마가 된다.

이 네 가지 요인이 서로 밀고 당기며 '만성 통증'이라는 결과로 이어진다. 이 고리를 끊지 않으면 통증은 쉽게 사라지지 않는다. 따라서 근막을 풀고, 움직임을 되살리며, 신경계를 안정시키고, 무엇보다 뇌가 '이제는 괜찮다'고 느끼게 만들어야 한다. 그래야 비로소 통증도 풀리기 시작한다.

나는 만성 통증을 완전히 얽힌 실뭉치에 비유하곤 한다. 겉보기엔 어디가 시작인지, 어디서부터 풀어야 할지 보이지 않는다. 마치 실타래를 손에 쥐고 어느 한 줄을 따라가다 보면 다시 다른 매듭에 걸리는 것처럼…. 처음부터 순서대로, 원인부터 차근차근 해결하는 방식이 만성 통증에는 통하지 않는다. '통증이 어디서 시작됐을까'를 찾는 게 아니라, 복잡한 고리를 어디선가 끊어내는 것이 중요한다. 그 지점이 바로 새로운 회복의 시작점이 된다.

결국 만성 통증은 손상의 문제가 아니라 뇌의 착각이다. 통증 회로는 근막과 움직임, 신경계와 기억이 얽혀 만들어진다. 그 착각을 풀어주지 않으면, 아무리 근육을 단련하고 뻣뻣한 부위를 늘려도 고통은 되살아난다. 진짜 회복은 뇌가 '이제 괜찮다'고 느끼는 순간부터 시작된다. 그 착각을 풀어줄 열쇠, 그것이 바로 리듬 운동이다.

리듬 운동으로
통증 회로를
리셋하라

뇌가 안심해야 통증이 사라진다

PART 2

잘못된 운동이 회복을 방해한다

"통증은 운동으로 고쳐야 한다." "통증은 운동해야 낫는다."

이것이 그동안의 정석이었다. 그러나 만성 통증에서 벗어나기 위한 첫걸음은 그 반대에서 시작된다. 우리는 통증과 싸우는 중이 아니라, 회복하는 중이라는 사실을 먼저 받아들여야 한다. 진짜 회복은 여기서부터 출발한다.

"요즘은 아침마다 체크하게 돼요. '오늘은 어디까지 괜찮을까? 여기까진 괜찮네. 그럼 좀 더 가볼까? 더 가니까 또 아프네.' 그러면 다음 날 또 거기까지 가서 한 번 움직여보고, 아픈가 안 아픈가, 나아졌나 그대론가, 어디까지 견딜 수 있나, 계속 확인하는 식이죠."

이런 이야기를 하는 사람들을 자주 만난다. 아픈 부위를 매일 확인하고, 어제보다 나아졌는지, 어디까지 움직일 수 있는지 점검하고, 다시 통증을 느끼는 과정을 반복한다. 왜 그럴까? 몸을 낫게 하고 싶기 때문이다. 스스로 뭔가 해보고 싶기 때문이다.

통증이 생기면 일상이 멈춘다. 하고 싶던 운동도 못 하고, 무기력해지고, 자존감까지 흔들린다. 그래서 다시 걷고 싶고, 다시 운동하고 싶고, 다시 예전의 내 삶으로 돌아가고 싶은 마음이 간절해진다. 그런데 아이러니하게도, 그 간절함이 오히려 통증과의 싸움을 불러온다.

'이겨내야 해.'
'버텨야 해.'
'이건 참고 해야 해.'
통증을 이겨내려는 의지는 분명 중요하다. 하지만 그 의지가 전쟁이 되는 순간, 회복은 오히려 멀어진다. 내가 강연이나 강의를 할 때 늘 하는 말이 있다.
"제발 유튜브 보면서 아무 운동이나 따라 하지 마세요."
통증에 좋다는 운동을 검색하고, 이것저것 시도해 보며, '이건 괜찮을까?' '이건 효과가 있을까?'를 반복한다. 하루에도 몇 번씩 새로운 동작을 해본다. 그러나 이상하게도 좋아지기보다는 더 아프다. 더 무겁고, 더 뻐근하고, 마음은 더 불안해진다.
운동을 한 뒤 찝찝한 통증이 남아 있다면, 그날은 멈춰야 한다.

그게 몸이 보내는 신호다. 하지만 많은 사람들은 그 신호를 무시한 채 계속 걷고, 계속 스트레칭하고, 더 열심히 근육을 단련시킨다. 결국 몸은 더 경직되고, 통증은 더 깊어진다.

통증은 단순한 고장이 아니다. 내 몸의 움직임이 어디서 막혀 있는지, 얼마나 불안감에 눌려 있는지, 어떤 회복을 기다리고 있는지를 알려주는 몸의 신호다. 그러나 우리는 그 통증을 적으로 대한다. 없애야 할 병균처럼, 고쳐야 할 기계처럼 다룬다. 그러다 통증이 사라지지 않으면, 자신을 탓하거나 세상의 모든 방법을 의심하게 된다.

근골격계 통증은 단순히 근육의 문제가 아니다. 삶의 습관과 감정, 과부하가 고스란히 쌓인 결과다. 쉬지 못했던 시간, 자신보다 남을 먼저 돌봤던 순간, 계속 버티며 살아온 일상에서 쌓여온 몸의 기록이다. 통증은 당신이 뭘 잘못해서 생긴 게 아니라는 뜻이다. 오히려 열심히 살아온 흔적이 남긴 신호다. 그러니 이제는 싸우는 게 아니라 해석하고, 돌보고, 조율하는 시간이 필요하다. 회복은 그렇게 시작되어야 한다.

너무 열심히 하지 않아야 한다.

너무 무리하지 말아야 한다.

그 '열심히 하려는 마음'이 오히려 회복을 방해할 수 있다.

'이래도 코어, 저래도 코어.'

통증 이야기가 나오면 어김없이 따라붙는 말이다. 코어 운동이 만병통치약인 것처럼, 허리가 아프면 코어가 약해서 그렇고, 자세가 무너지면 코어부터 잡으라고 한다.

"병원에서 코어가 약하대요. 복부 운동을 열심히 하라는데…."

정말 자주 듣는 말이다. 복부에 힘을 주고 중심을 잡으면 척추가 안정되고, 통증이 줄어든다고들 한다. 하지만 통증 환자의 몸은 그렇게 단순하지 않다. 나는 종종 이렇게 되묻는다.

"지금 허리 아플까 봐, 앉을 때도 허리에 힘 잔뜩 주고 있지 않으세요?"

"무거운 물건 들 땐 배에 힘 꽉 주죠?"

"허리가 무너지면 더 아플까 봐, 앉아 있을 때도 복부를 조이고 있죠?"

대부분의 사람은 고개를 끄덕인다. 바로 그것이 문제다.

통증이 오래된 사람은 대부분 이미 코어에 과도한 긴장이 들어가 있다. 운동을 하지 않아도, 통증을 피하려는 습관만으로 중심부 근육이 계속 수축하고 있다. 다시 말해, 복부는 이미 '강하다'. 그런데도 다시 플랭크, 싯업, 브릿지 같은 복부 강화 운동을 반복하면 어떻게 될까? 경직 위에 또 다른 경직을 더하는 꼴이 된다. 통증은 줄지 않고, 몸은 점점 더 굳는다.

흔히 듣는 말이 있다. 많은 전문가와 의사들이 하는 말이니 진리처럼 믿게 된다.

"아플수록 운동하세요."

이 말은 일정한 조건에서는 옳다. 이때 의사들이 권하는 운동은 보통 '코어 강화' '체형 교정' '근력 회복'을 위한 것이다. 급성 염좌가 지나가고 관절의 안정성을 회복할 시점, 혹은 수술 후 회복기처럼 근육량이 떨어지고 기능을 되살려야 하는 상황이라면 도움이 된다. 즉, 움직임의 흐름은 그대로 유지되는데, 단지 힘이 약해졌거나 지지 능력이 떨어진 경우는 효과적이다.

하지만 만성 통증의 경우, 특히 뇌신경계의 과잉 반응인 '감작'이 진행된 상태라면 이야기가 달라진다. 이때는 통증 자체가 이미 뇌에 각인되어 있어서, 실제 손상 여부와 관계없이 움직임 자극조차 고통으로 느껴질 수 있다. 그런 상황에서 "아플수록 운동하라"는 말은 오히려 악순환을 부른다. 만성 통증 환자, 특히 감작이 진행된 사람에게는 운동 자극조차 위험 신호로 인식되기 때문이다.

감작된 신경계를 가진 만성 통증 환자에게 근력 운동이나 안정화 운동이 '좋지 않다'기보다는 '타이밍이 맞지 않는다'고 말하는 게 더 정확하다. 신경계의 예민함이 먼저 진정되고, 움직임의 리듬과 협응이 회복된 이후에야 근력 회복이 효과적으로 작동할 수 있다.

"견갑 안정화 운동을 한 달 했는데, 팔이 더 무겁고 어깨가 더 굳은 것 같아요."

이런 이야기도 흔하다. 재활 센터에서 등을 조이고 어깨를 뒤로 당기는 운동을 열심히 했다는데, 오히려 불편감이 커졌다고 했다. 등 근육이 약해서 견갑골이 불안정하다는 진단 때문이었다. 그런데 운동을 하면 할수록 팔은 더 무거워지고, 어깨는 더 불편하고, 목은 더 뻣뻣해졌다.

이런 경우 확인해 보면, 대부분 등 근육은 이미 충분히 긴장돼 있다. 문제는 그 근육이 너무 강해서 견갑골을 뒤로 끌어당기고 있다는 점이다. 견갑골이 중립 위치에서 밀려나 있고, 팔을 들어 올릴 때마다 관절면이 틀어져 통증을 유발하는 것이다. 근육이 약해서가 아니라, 강해서 생긴 문제다. 그런데도 '약하니까 강화하자'는 식으로 접근하다 보니, 통증을 만든 원인을 더 키우는 결과가 된다.

"이쪽이 약하니까, 이쪽을 더 써야 해요."
"좌우 밸런스를 맞추려면 왼쪽 근육을 강화합시다."
이런 말도 흔하지만, 사람의 몸은 기계가 아니다. 우리 몸의 근육은 600개가 넘고, 움직임은 복잡한 협응으로 일어난다. '이쪽이 약하니 이쪽을 더 써서 균형을 맞추자'는 식의 접근은 오히려 특정 부위에 과긴장을 유도한다. 한쪽 근육만 계속 쓰게 되면 그 근육이 붙은 뼈가 그쪽으로 끌려가고, 관절은 미세하게 틀어진다. 그리고 그 틀어진 상태로 움직일수록, 움직임은 더 부자연스러워지고 통증은 더 깊어진다.

안정화 운동은 움직임이 정상인 사람에게는 도움이 된다. 자세를 유지하거나 체력을 높이는 데 유용하다. 하지만 이미 움직임이 왜곡된 사람에게는 '정적인 자세를 잡고 그 상태를 유지하는 훈련'이 오히려 움직임을 더 고착시키고 통증을 강화할 수 있다.

몸은 수치로 조절되는 기계가 아니다. 좌우를 딱 맞추고 앞뒤를 정확히 고정하는 것이 능사가 아니다. 진짜 중요한 건 근육의 힘이 아니라 움직임의 흐름이다. 어느 근육이 '얼마나 강한가'보다는 움직일 때 '얼마나 자연스럽고 효율적으로 작동하느냐'가 중요하다.

통증 부위만 바라보는
'운동 착각'

통증을 일으키는 말썽쟁이 근육이 숨어 있다

통증 치료에 권하는 운동 방식은 대부분 정형화되어 있다. 허리가 아프면 복근을, 무릎이 아프면 허벅지를, 어깨가 아프면 회전근개를 단련하라는 식이다. '근육이 관절과 뼈를 보호한다'는 전제를 기반으로 한 접근이다. 오랫동안 의료 현장에서 기본 매뉴얼처럼 작동해 온 방식이다.

하지만 실제로는 기대만큼의 효과를 내지 못하는 경우가 많다. 특히 만성 통증을 겪는 사람들에게는 더욱 그렇다. 나는 그런 장면을 수없이 봐왔다. 단순히 근육을 강화하거나 스트레칭한다고 해서 통증이 사라지지 않는다. 만성 통증의 경우, 이와 같은 접근은 이미 실패한 매뉴얼이다. 우리 몸 안에는 의식하지 못한 채 조용히 긴장을 유지하며 움직임을 방해하는, 아주 교묘한 말썽쟁이 근육들이 숨어 있기 때문이다.

이 근육들은 우리의 의지와 상관없이 계속 긴장을 유지하고 있다. 움직임을 방해하고, 관절에 압력을 주면서 통증을 만들어낸다. 그런데 본인은 그 근육이 그렇게 작동하고 있다는 사실조차 모른다. 그래서 통증의 원인을 해결하려고 스트레칭이나 강화 운동을 해보지만, 정작 문제 근육은 교묘하게 빠져나가고 대신 옆에 있는 다른 근육이 작동해 버린다.

예를 들어 어깨가 아픈 사람이 있다고 하자. 팔을 들면 앞쪽이 찌릿하고, 밤에 잘 때 욱신거린다. 병원에서는 회전근개 문제를 의심하지만, MRI에서 이상은 없다. 그래서 어깨 스트레칭을 하고, 밴드로 외회전 운동을 해본다. 그런데 여전히 어딘가 걸리는 느낌, 시원하게 풀리지 않는 묵직한 당김이 남는다. 이런 경우는 대개 작은 근육 중 하나가 몰래 긴장을 유지하고 있을 가능성이 높다.

"스트레칭하면 잠깐 괜찮은데, 금방 다시 아파요."

"운동을 하는데 오히려 더 불편해요."

숨어 있는 '골칫거리 근육'이 다른 근육에 역할을 떠넘긴 전형적인 경우다.

골칫거리 근육은 겉으로 잘 드러나지 않기 때문에 숙련된 전문가가 확인해야 한다. 직접 손으로 촉진해서 '이 근육이 지금 계속

일하고 있겠구나' 싶은 부위를 움직임 중에 짚어보는 식이다. 예를 들어, 전문가가 의심되는 근육 부위에 손을 가볍게 대고 팔을 움직여보라고 한다. 그 상태로 움직이면 통증이 줄어드는데, 다시 손을 떼고 움직이면 통증이 돌아온다. 바로 그 근육이 범인이다. 그러면 거기서부터 풀어나가야 한다.

하지만 이런 방식은 고도의 감각과 경험이 필요하다. 단순히 '어디가 아픈가?' 하고 눌러보는 수준이 아니라, 문제의 근육이 언제, 어떤 방향으로 긴장하는지를 정확히 감지해야 한다. 수많은 움직임을 관찰하고 느껴본 전문가가 아니면 놓치기 쉽고, 잘못된 근육을 자극하면 오히려 통증이 더 심해질 수 있다.

그래서 나는 일반인, 특히 만성 통증을 겪고 있는 사람들에게 리듬감 있는 전신 움직임을 권한다. 특정 부위를 쥐어짜거나 강제로 늘리지 않고, 온몸을 부드럽게 반복적으로 흔들어주는 움직임은 숨어 있는 문제 근육을 안전하고 자연스럽게 풀어내는 데 아주 효과적이다. 특정 부위를 겨냥하지 않아도, 그동안 숨어 있던 장난꾸러기 근육이 슬며시 나와 제자리를 찾아가게끔 만든다.

이 방법은 잘못된 힘을 억지로 주지 않기 때문에 무리가 없고, 몸이 스스로 균형을 찾아가도록 도와주기 때문에 의도치 않은 방식으로 통증을 악화시키지도 않는다. 전문가의 손으로도 찾기 어려운 골칫거리 근육조차, 전신의 움직임 안에서는 자신을 드러내며 제 위치와 제 상태를 찾아가게 된다.

"쭉~ 늘려야 시원하지!"

스트레칭을 하면 '아픈데 시원한 느낌'이 있어야 잘한 거라고 믿는 사람이 많다. 팔을 벽에 대고 강하게 밀거나, 다리를 쭉 뻗고 꾹 누르며 참는 식이다. 그런데 이런 방식은 통증을 줄이기는커녕, 오히려 키울 수도 있다.

"아파도 스트레칭을 해야 하는 거 아니에요? 그래야 팔이 올라가죠."

한 번은 어깨 통증으로 병원과 재활 센터를 전전했다는 50대 여성이 찾아왔다. 매일 스트레칭을 해도 어깨는 점점 더 뻣뻣해졌다고 했다. 이유는 간단하다. 통증이 있는 몸은 이미 감각이 예민해진 상태다. 그 상태에서 강하게 누르고 늘리면, 뇌는 이렇게 반응한다.

"여기도 위험하군. 더 조심하자."

결국 해당 부위에 '움직이지 말라'는 방어 명령이 더 강해지고, 통증은 줄기는커녕 더 아프고, 더 뻣뻣하고, 더 움츠러들게 된다. 특히 만성 통증 환자라면, 이 반응이 더 강하게 작동한다. 뇌가 이미 그 부위를 '위험 지역'으로 등록했기 때문에, 자극을 가할수록 뇌의 경계는 더 강화된다.

우리는 흔히 "근막이 뭉쳤다"는 말을 듣는다. 근막은 약 85%가 수분으로 이루어진 조직으로, 원래는 부드럽게 늘었다 줄었다 하며 근육의 움직임을 돕는 역할을 한다. 하지만 긴장, 나쁜 자세, 반복된 비정상적 움직임 등으로 수분을 잃으면, 스펀지가 마르듯 뻣뻣해지고 마찰을 일으켜 덩어리처럼 굳는다. 이때 근막 안의 감각세포가 자극을 받아 통증을 유발한다.

많은 사람들이 근막이 뭉쳤다는 말을 듣는 순간, '세게 늘려서 풀어야 한다'고 생각한다. 하지만 실제로는 그렇지 않다. 근막은 단순한 고무줄이 아니다. 수많은 감각신경과 연결된 생체조직이다. 게다가 뭉치고 짧아진 조직을 회복시키는 방법은 스트레칭 하나만이 아니다. 만성 통증 환자에게는 억지로 당기기보다, 뇌가 안심할 수 있도록 부드럽게 흔들고 풀어주는 움직임이 더 효과적일 수 있다. 스트레칭은 여러 선택지 중 하나일 뿐, 해답 그 자체는 아니다.

게다가 스트레칭할 때 느끼는 '시원함'은 회복이 아니다. 이것은 게이트 이론Gate Control Theory으로 설명된다. 강한 촉각 자극이 통증 신호보다 먼저 뇌에 도달하면, 뇌가 잠시 통증 신호가 들어오는 신경 회로 문을 닫아버린다. 그래서 일시적으로 통증이 줄어든 듯 느껴지지만, 자극이 사라지면 통증은 다시 돌아오고, 때로는 다음 날 통증이 더 심해진다.

무엇보다 스트레칭이 실제로 근육이나 근막을 구조적으로 '길게 만든다'는 과학적 근거는 없다. 반복적인 스트레칭은 일시적으로 가동 범위를 변화시킬 수는 있지만, 근육 자체가 늘어나는 건 아니다. 즉, 10년을 스트레칭해도 근육 길이는 거의 그대로라는 뜻이다. 그래서 만성 통증 환자에게는 '스트레칭해서 길게 만들자'는 접근이 근본적인 해결책이 되기 어렵다. 중요한 것은 길이가 아니라, '뇌가 그 길이를 허용하는가' 하는 문제다.

만성 통증 상태에서 몸이 굳는 이유는 단순히 조직이 짧아져서가 아니다. 실제로는 위험하지 않지만, 뇌가 여전히 그 부위를 위험하다고 착각해 이완을 허용하지 않기 때문이다. 그래서 아무리 스트레칭을 해도, 뇌가 허용하지 않으면 그 부위는 다시 수축하고 통증은 반복된다. 중요한 건 단순히 근육을 늘리는 것이 아니다. 뇌의 착각을 풀어주어, 이완을 허용하게 만드는 것이다.

억지로 늘리는 스트레칭이 아니라, 아프지 않은 범위에서 '편안함'을 반복하는 경험이 필요하다. 통증 없는 작은 움직임 속에서 뇌가 '이건 안전하다'라고 느낄 때, 굳어 있던 가동 범위는 오히려 조금씩 저절로 넓어진다. 이것이 진짜 회복의 열쇠다.

뇌가 안심하는
리듬 회복 운동의 원칙

원칙1

아프지 않아야 뇌가 안심한다

"아프지 않은 범위에서만 움직이면 거기서 굳어버리는 거 아닌 가요?"

"회복하려면 어느 정도는 참고 밀어붙여야 하는 거 아닌가요?"

만성 통증 환자들이 자주 하는 질문이다. 반복해서 말하지만, "아니다." 회복은 통증 없는 범위에서 편하게 움직임을 반복하는 데서 시작된다. 통증은 단순히 조직 손상 때문만이 아니라, 뇌가 그 움직임을 어떻게 해석하느냐에 따라 달라진다.

만성 통증 상태에서는 뇌가 특정한 움직임을 '위험하다'고 기억

69

하고 있다. 이런 상태에서 억지로 늘리거나 밀어붙이면, 뇌는 더 강하게 방어한다. 반대로 아프지 않은 범위에서 천천히 반복적으로 움직이면, 뇌는 점점 '이건 괜찮다'고 인식하기 시작한다. 그 순간부터 방어를 풀고, 가동 범위를 다시 허용한다.

쉽게 말해, 우리가 팔을 자유롭게 들고 허리를 숙일 수 있는 것은 뇌가 그 움직임을 '안전하다'고 허용했기 때문이다. 예전의 통증 기억이 남아 있는 한 뇌는 그 움직임 자체를 제한하려 하고, 그 제한이 오히려 더 큰 통증을 만든다. 결국 회복은 감각 경험을 새로 쌓아 뇌를 재교육하는 과정이라고 할 수 있다.

잘못된 믿음	통증 과학적 이론
통증을 참고 운동해야 가동성이 늘어난다.	뇌는 위협을 느끼면 움직임을 더 제한한다.
통증 없는 범위만 쓰면 굳는다.	안전한 자극이 반복되면 뇌가 허용 범위를 넓힌다.
빨리 회복하려면 빨리 많이 움직여야 한다.	회복은 천천히, 반복적으로, 안전하게 진행되어야 한다.

만성 통증에서 벗어나고 싶다면, '통증 없는 범위Pain Free Zone' 안에서 오래 머무르는 경험을 해야 한다. 이것은 통증 재활 분야에서 오래전부터 강조되어 온 원칙이다. 나 역시 수많은 사람들의 통증을 다루면서, 이 원칙이 얼마나 효과적인지 절감해 왔다. 중요한

건 뇌를 속이는 것이다. 정확히 말하면, 뇌를 안심시키는 것이다. 안전한 범위 안에서 반복적인 움직임을 주면, 뇌는 그 동작을 '위협 없는 행동'으로 받아들인다. 그러면 아주 조금씩 천천히 그 범위를 넓혀준다.

그렇다면 어떻게 해야 할까?

① 통증 없는 범위를 정확히 파악한다.

② 그 범위 안에서 천천히, 부드럽게, 자주 움직인다.

③ 움직일 때 통증이 느껴지면, 잠시 멈추거나 범위를 줄인다.

④ 반복하면서 뇌가 점점 더 '안전하다'고 느끼도록 한다.

⑤ 시간이 지나면 뇌가 허용하는 범위가 점점 넓어진다.

무엇보다 '조금만 더 하면 늘어날 것 같다'는 생각을 멈춰야 한다. 회복을 망치는 지름길이다. 통증을 일으키는 움직임을 억지로 밀어붙이기보다, 먼저 뇌가 안심할 수 있어야 한다. 편안하다고 느끼는 범위에서 반복하는 것, 그것이 뇌에는 '이제 괜찮다'는 메시지다.

아프지 않은 지점에

조금 더 오래 머무르면,

뇌가 방어를 풀기 시작한다.

이것이 진짜 회복의 시작이다. 가동 범위에 집착하지 말자. 회복 운동의 목적은 단순한 '늘림'이 아니다. 몸이 허락하는 만큼, 편안하게 반복해야 한다.

운동 후에는 편안해야 한다

"이게 끝이에요?"

"네, 잘하셨어요."

"근데… 하나도 안 힘든데요? 땀도 안 나고, 자극도 없고… 이게 운동이 되긴 하나요?"

"잘 된 거예요. 운동 후엔 편안함만 남아야 합니다."

"진짜 편하긴 하네요. 뭔가 푹~ 가라앉는 느낌이에요."

"맞아요. 블랙홀에 쫘~악 빠져드는 느낌. 운동 후에는 그런 편안함을 느껴야 합니다."

처음엔 대부분 어리둥절해한다. 땀도 거의 안 나고, 근육통도 없고, 운동을 한 것 같지 않기 때문이다. 예전 같으면 '헛운동'이라 생각했을지도 모른다. 하지만 몸은 다르게 반응한다. 운동 후 편안함이 남았다는 건, 몸이 위협 대신 회복을 선택했다는 신호다. 자극 없이도 몸이 가볍고 부드럽게 움직인다면, 그건 몸이 이미 새로운 움직임 패턴을 학습하고 있다는 뜻이다.

통증 해방을 위한 운동은 근육에 자극을 주는 일이어서는 안 된다. 우리는 흔히 땀을 흘리고, 숨이 차고, 근육이 아파야 운동했다고 느낀다. 하지만 통증 재활과 움직임 회복의 관점에서 보면, 운동은 '자극'이 아니라 '재학습'이다. 잘못된 자세, 비효율적인 패턴,

보상 움직임으로 엉킨 몸을 다시 조율하고 조정하는 것이 회복 운동의 핵심이다. 학습은 고통 속에서 일어나지 않는다. 몸이 안전하다고 느낄 때, 비로소 새로운 움직임을 받아들일 수 있다. 즉, 운동 후에 몸이 편안해졌다는 것은 신경계가 그 자극을 '위협'이 아닌 '학습 기회'로 인식했다는 뜻이다. 그 순간 몸에서는 다음과 같은 반응이 일어난다.

우리는 몸이 아플 때, '강하게 자극해서 풀자'는 식으로 대응하지만, 과도한 자극은 오히려 몸을 방어 모드로 전환시킨다. 그 순간 몸에서는 다음과 같은 반응이 일어난다.

호흡이 얕아지고
심박수가 올라가고
교감신경계가 과활성화되며
근육이 긴장한다.

이 상태에서는 아무리 좋은 동작을 해도 뇌는 '위험하다'는 신호를 우선 처리한다. 결과적으로 움직임은 왜곡되고, 통증은 반복된다.

반대로, 몸이 편안할 때 신경계는 정보를 잘 받아들이고, 감각과 움직임이 정교하게 연결되며, 학습 효과가 극대화된다. 편안함은 회복 시스템이 작동하고 있다는 명확한 신호다. 만성 통증은 이 회복 시스템이 제대로 작동하지 못한 상태, 즉 신경계가 위협을 과도하게 감지하고 있는 상태라고 볼 수 있다. 좋은 회복 운동은 이런 위협 반응을 낮춘다. 그 결과, 몸에서는 다음과 같은 반응이 일어 난다.

호흡이 안정되고
부교감신경계가 활성화되고
관절 가동이 부드러워지며
움직일 때 감각에 집중한다.

이런 상태는 신경계를 진정시키고, 면역과 회복력을 끌어올린 다. 통증은 줄어들고 몸은 다시 본래의 움직임을 회복하게 된다.

우리는 모두 태어날 때, 누구에게도 배우지 않고 자연스럽게 움 직였다. 기고, 뒤집고, 일어서며 전신의 협응과 리듬을 완성했다. 아기는 절대 무리하게 힘을 쓰지 않는다. 절대 긴장하지 않으며, 억지로 밀어붙이는 법도 없다. 이 원초적인 움직임에는 한 가지 중요한 원칙이 있다. 바로 '편안함'이다. 우리는 이 편안함을 움직 임의 기준으로 삼아야 한다. 몸이 스스로 안전하다고 느끼고, 필 요한 부위가 필요한 만큼만 움직이는 상태, 그것이 진짜 회복의 시작이다.

그래서 회복 운동은 몸에 긴장을 남기지 않는 운동, 다시 말해 편안함을 남기는 운동이어야 한다. 운동 후에 몸이 편안하지 않다

면, 그것은 좋은 운동이 아니다. 운동은 '힘든 걸 참고 해내는 일'이
아니라, '내 몸을 듣고 배우는 과정'이어야 한다. 운동 후 통증이 더
심했다면, 당신의 신경계는 그것을 위협으로 받아들인 것이다. 반
대로 운동 후 몸이 편안했다면, 당신의 몸은 그 움직임을 '안전하
고 유익한 자극'으로 인식했고, 회복의 방향으로 재학습을 시작한
것이다.

오늘 당신의 운동은 어땠는가?

끝나고 나서 자극이 남았는가, 편안함이 남았는가?

원칙3

힘을 빼고 움직여야 한다

"지금 추우세요?"

팔을 머리 위로 들어 올리는데, 손끝까지 덜덜덜 떨리고 있었다.
추위 때문이 아니었다. 온몸에 힘이 잔뜩 들어간 채, 팔을 억지로
끌어올리고 있었던 것이다. 팔은 120도 이상 올라가지 않았다. 40
대 후반의 여성은 이미 수년째 병원을 전전했고, 어깨충돌증후군
과 극상건염 진단을 받은 상태였다.

하지만 그보다 더 분명한 문제는 따로 있었다. 힘을 전혀 빼지
못하고 있었다. 그녀는 움직이려는 게 아니라, 버티고 있었다. 팔
을 들어 올리는 게 아니라, 떨리는 팔을 억지로 끌어올리고 있었던

것이다. 몸은 이미 '이건 위험하다'는 경계 태세에 들어가 있었고, 근육은 긴장하고 신경은 과민해져 있었다. 힘을 주는 것이 아니라, 힘을 놓지 못하는 상태였다.

나는 그녀를 침대에 눕혀, 먼저 호흡부터 안정시켰다. 아무 힘도 들이지 않고 수동으로 천천히 어깨를 돌려줬다. 중요한 건 움직임이 아니라, 몸이 '이제 괜찮다'고 느끼는 것이다. 그렇게 몇 분쯤 지나자, 그녀의 팔이 조용히, 저항 없이 위로 들려 올라갔다.

"저… 울어도 돼요? 진짜 억울해요. 이렇게 쉬운 거였는데. 저는 몇 년을 그걸 몰라서…."

특별한 사례가 아니다. 힘을 빼지 못해 회복하지 못하는 사람들은 의외로 많다. 통증이 오래될수록 몸은 '자기 보호 자세'를 배운다. 처음에는 도움이 되지만, 시간이 지나면 오히려 회복을 막는 방어막이 된다. 움직일수록 더 아플 것 같으니까, 조금만 움직여도 근육이 먼저 긴장한다. 팔을 들어야 하는데 팔보다 목에 먼저 힘이 들어가고, 걸어야 하는데 다리보다 어깨에 먼저 긴장이 몰린다.

결국 통증 해방의 핵심은 이 '힘'을 어떻게 내려놓을 수 있느냐에 있다. 하지만 통증 환자에게 "힘을 빼세요"라고 말하는 것은, 불안한 사람에게 "긴장하지 마세요"라고 말하는 것과 같다. 절대 그렇게 되지 않는다. 힘은 억지로 내려놓는 게 아니라, 스스로 빠져나가게 하는 것이다.

몸은 이미 괜찮아졌는데, 마음은 여전히 긴장을 놓지 못한다. 회복은 늘 이 지점에서 막힌다. 움직임 회복은 곧 긴장의 해소 과정이다. 실제로 몸은 예전처럼 움직일 수 있는데, 두려움이 그 움직임을 막고 있기 때문이다.

한 골프선수가 찾아온 적이 있다. 발목을 심하게 접질리고 나서, 반년 넘게 보조기를 착용하고 있었다. 그는 강박적으로 반복해서 말했다.

"잘못 걷다가 또 접질리면 끝이에요. 전 골프가 생계예요."

걷는 동작 하나에도 온몸에 힘이 들어가 있고, 이미 불안감이 움직임 전체를 지배하고 있었다.

"보조기 벗고, 내 손을 잡고 걸어보세요. 내가 책임질게요."

그의 걷는 모습은 어색했다. 걸음이 어색하다 못해, 이상했다. 나는 그의 손을 잡고 천천히 같이 걸었다.

힘을 빼고, 천천히, 긴장을 흘려보내듯 걷는 연습부터 시작했다. 10분쯤 지났을까, 그는 처음으로 편안하게 발을 디뎠다. 그가 한 건 단 하나였다. '힘을 뺀 것.' 힘을 뺀다는 것은 단순히 근육을 이완하는 것이 아니다. 몸 전체가 '이제 괜찮다'고 인식하는 상태다. 편안한 움직임을 통해 뇌가 몸이 안전하다고 느껴야 저절로 힘이 빠진다.

'힘을 빼야 편안히 움직일 수 있는데, 힘을 빼려면 먼저 움직여야 한다.'

이 모순이 바로 통증이 오래된 사람들을 가로막는 가장 큰 장벽이다. 몸이 경직된 이유는 '움직이면 아플 것 같다'는 두려움 때문이다. 그래서 미리 힘을 준다. 하지만 그 힘이 오히려 움직임을 막고, 통증을 더 자극한다. 결국 몸은 점점 더 조여지고 움츠러들며, 움직임은 사라지고, 긴장만 남는다.

이 악순환을 끊기 위해서는 아주 작은 자극, 몸이 '이건 괜찮아'라고 느낄 수 있을 만큼의 움직임이 필요하다. 억지로 하거나 참고 밀어붙이는 방식이 아니라, 몸이 받아들일 수 있는 만큼만 부드럽고 조심스럽게 움직이는 것이다.

뇌가 '이건 안전하다'고 판단하는 범위, 바로 그 지점에서부터 시작해야 한다. 통증이 없는 범위에서, 몸이 거부하지 않을 만큼만 살살, 부드럽게, 몸의 리듬과 협응을 되살리듯 움직이는 것. 그렇게 움직일 수 있다면, 이미 회복은 시작된 것이다.

협응이 살아나야 편안하게 움직일 수 있다

"계속 이런 식으로 운동했어요. 어깨가 약하다고 해서요."

그녀는 조심스럽게 팔을 앞으로 뻗어 들어 올렸다. 움직임은 부자연스럽고, 어깨 주변이 잔뜩 긴장해 있었다. 헬스장에서 줄곧 덤벨을 들고 팔을 올리는 운동만 해왔다고 했다. 하지만 아무리 운동해도 어깨는 여전히 뻐근했고, 오히려 더 굳어가는 느낌이었다. 나는 덤벨을 내려놓게 하고, 등을 가볍게 받쳐주며 말했다.

"팔만 들지 말고, 몸통을 살짝 돌려보세요. 등을 같이 써보는 거예요."

그녀는 조심스럽게 따라 했다. 그리고 그 순간, 표정이 달라졌다.

"이상하네요. 어깨가 훨씬 편해요. 왜 이렇게 팔을 들면 안 아프죠? 진짜 이상해요."

그녀는 놀란 얼굴로 나를 쳐다보며 말했다. 자신은 그동안 '제대로 운동하고 있다'고 믿었지만, 실제로 몸을 움직여보니 '생각과 전혀 다르게' 작동하고 있다는 사실을 깨달은 것이다. 팔만 들었다 내렸다 하는 직선적인 움직임을 몸통을 살짝 회전하는 방식으로 바꿔주자, 통증이 줄고 움직임이 훨씬 편안해졌다.

운동은 목적에 따라 달라야 한다. 단순히 "운동이 좋다"는 말만으로는 부족하다. 내가 지금 운동하려는 이유가 건강을 유지하려는 것인지, 통증에서 회복되려는 것인지, 아니면 일상 동작을 더 잘하고 싶은 것인지 먼저 물어야 한다. '내가 운동을 하는 목적은 무엇인가?' '지금 내 몸에 필요한 것은 근육 강화인가, 아니면 회복과 회복력인가?' 이 질문에 대한 답에 따라 운동의 방향이 달라져야 한다.

예를 들어, 등산을 오래 하기 위해 종아리 근육을 단련하거나, 골프 스윙을 안정시키기 위해 코어를 강화하는 건 생활 동작의 효율을 높이는 훈련이다. 이렇게 특정 부위의 기능 향상이나 운동 수행력 향상이 목적이라면, 국소 근력 운동이 도움이 된다.

하지만 만성 통증을 겪는 사람이라면 이야기가 다르다. 이미 몸의 연결이 무너지고 협응이 깨진 상태에서 한 부위만 따로 강화하면, 오히려 긴장과 통증을 악화시킬 수도 있다. 이때 필요한 건 힘을 더하는 것이 아니라, 흐름을 되살리는 일이다.

우리는 흔히 '어깨가 아프면 어깨 운동, 무릎이 아프면 무릎 운동'처럼 통증 부위만 떼어 놓고 생각하곤 한다. 하지만 우리 몸은 그렇게 단순히 분리되어 작동하지 않는다. 움직임은 항상 연결 속에서 일어난다. 근육을 국소적으로 강화하는 방식은 일시적인 기능 개선에는 도움이 될 수 있지만, 움직임의 본질을 회복하는 데는 한계가 있다. 특히 통증이 만성화된 경우라면, 이런 접근이 오히려 문제를 키우기도 한다.

중요한 건 어느 한 부위를 강화하느냐가 아니라, 그 부위가 전체 움직임 안에서 어떻게 연결되어 작동하느냐이다. 어깨를 움직일 때는 견갑과 흉추가 함께 반응해야 하고, 척추가 회전하면서 등 전체가 유기적으로 작동해야 한다. 이것이 자연스러운 움직임의 구조이며, 그 안에는 '짝힘Force Couple'의 원리가 숨어 있다.

우리 몸의 관절은 단독으로 움직이지 않는다. 팔을 들면 반대 방향에서 잡아주는 힘이 동시에 작동해야 한다. 이렇게 서로 맞서는 방향의 힘이 짝을 이루며 균형을 잡는 것, 그것이 바로 '짝힘'이다. 짧고 강하게 당기는 흉근과 넓게 받쳐주는 등 근육 사이의 장력이 팽팽하게 맞아떨어질 때, 관절은 편안하게 움직인다.

이 구조를 설명할 때 자주 드는 비유가 있다. 바로 텐트폴 모델이다. 텐트를 세울 때 중심 기둥만으로는 서지 않는다. 양쪽에서 팽팽하게 당기는 줄이 균형을 잡아야 텐트가 안정적으로 설 수 있다. 우리 몸도 마찬가지다. 어느 한 방향으로만 당기는 힘이 아니라, 서로 밀고 당기는 힘의 교차 속에서 관절은 제자리를 유지한다.

하지만 현대인의 자세는 이 텐트 구조를 망가뜨린다. 고개는 앞으로 빠지고, 어깨는 말리고, 등은 굽은 채로 굳어 있다. 흉근과 상부 승모근은 짧아지고, 능형근과 하부 승모근은 제 역할을 잃는다. 결국 텐트의 줄이 한쪽으로만 당겨진 채 기울어진 꼴이 된다. 이런 불균형이 반복되면 어깨는 아프고, 목은 긴장되고, 등은 늘 무겁다. 이 모든 것이 짝힘의 붕괴에서 비롯된다.

한 동작 안에서 짝힘이 무너지지 않고 균형 있게 유지되려면, 각 부위가 정해진 순서와 타이밍으로 연결되어야 한다. 이것이 바로 협응력의 역할이다. 협응력은 단지 여러 근육을 동시에 쓰는 능력이 아니다. 신체 각 부위가 적절한 순서와 타이밍으로 움직이며, 전체 흐름을 만들어내는 능력이다. 팔이 들릴 때 견갑골이 따라가고, 흉추가 회전하며, 골반과 다리가 미세하게 균형을 잡는다. 이 연결이 깨지면, 하나의 관절에 무리가 가고, 짝힘도 흐트러지며, 결국 통증이 생긴다.

그래서 통증을 줄이고 움직임을 되살리려면, 관절의 짝힘을 회복하는 것만큼이나 움직임을 자연스럽게 이어주는 협응력을 회복하는 것이 중요하다. 이 두 가지는 따로 떨어진 요소가 아니다. 서로 맞물려야만 온전한 움직임이 만들어진다.

이 둘을 함께 회복하기 위해 우리는 먼저 몸의 리듬을 되찾아야 한다. 리듬이란 신체 여러 부위가 긴장 없이 이어지고, 부드럽게 반응하며, 하나의 흐름처럼 작동하는 상태다. 짝힘이 균형을 이루고 협응이 살아날 때, 비로소 몸은 리듬을 회복하고 통증 없는 움직임이 가능해진다.

리듬 운동이
회복 시스템을 가동시킨다

리듬 운동은 뇌의 착각을 푸는 열쇠

지금까지 이야기한 '몸의 리듬을 회복하는 운동'의 원칙을 정리하면 아주 단순하다.

아프지 않고,

힘을 빼고,

편안하고,

조화롭게.

그런데 이쯤 되면 한 가지 의구심이 들 것이다.

'지금 이걸 나 혼자 할 수 있을까?'

통증이 오래되면, 대부분은 결국 전문가에게 의지해야 한다고 생각한다. 도수치료나 약물, 특수한 기구 치료처럼 복잡한 처치가 필요하다고 여긴다. 하지만 중요한 사실은, 우리 몸은 이미 스스로 회복할 수 있는 능력을 갖추고 있다는 것이다. 통증의 고리는 여러 원인이 얽혀 있지만, 그 고리를 끊는 출발점은 생각보다 단순할 수 있다. 이제부터 나는 이러한 회복의 원리를 담은 통증 해방 운동을 '리듬 운동'이라고 부르고, 그 방법을 소개하려고 한다.

인간의 몸은 본래 회전하고, 연결되고, 풀리는 흐름 속에서 움직이도록 설계되어 있다. 올라가면 내려오고, 당기면 밀고, 좌우와 상하가 서로 짝을 이루며 전신이 조화를 이룬다. 이 리듬이 살아 있어야 관절도, 근육도, 신경도 제대로 작동할 수 있다. 하지만 우리는 어느 순간 이 흐름을 잃었다. 운동도 치료도 단편적으로 나뉘고, 움직임은 직선적이고 고립적으로 변했다. 그 결과 관절은 원래의 궤도를 벗어나고, 근막은 끊임없이 스트레스를 받는다.
리듬 운동은 이 무너진 흐름을 복원한다.

정확한 자세보다 편안한 리듬,
강한 자극보다 통증 없는 반복,
부분적인 동작보다 연결된 움직임을 통해,
몸은 스스로 기억하고 있던 자연스러운 움직임을 되찾는다.

본래의 리듬이 살아나면 통증은 줄고, 기능은 회복된다. 그래서 리듬 운동은 어떤 부위만 고립시켜 움직이지 않는다. 팔, 다리, 골반, 척추가 함께 흔들리고 회전하며, 전체가 유기적으로 연동되는 흐름을 만든다. 이 안에는 수많은 짝힘의 작동, 협응의 순서, 감각과 움직임의 신경 회로가 함께 작동한다.

- 어깨가 아프다 → 시계추처럼 팔을 살랑살랑 흔들기
- 허리가 뻣뻣하다 → 무릎을 세운 채, 골반을 좌우로 부드럽게 흔들기
- 목이 굳었다 → 고개를 천천히 좌우로 돌리기

리듬 운동은 겉보기엔 단순해 보이지만, 이 안에는 근막 회복, 움직임 재훈련, 신경계 조절, 감각 회복이라는 통증 해방의 모든 핵심 메커니즘이 들어 있다. 통증의 원인은 복잡하지만, 작은 움직임이 놀라운 변화를 만들어낼 수 있다.

리듬 운동의 작동 원리는 다음과 같이 요약할 수 있다.

첫째, 근막을 풀어준다.

유착된 근막은 강한 자극으로는 풀리지 않는다. 하지만 리듬 있는 작은 움직임은 근막층 사이를 부드럽게 떼어내며 슬라이딩 기능을 회복시킨다.

둘째, 움직임을 되살린다.

통증을 피하려고 생긴 잘못된 움직임 패턴은 시간이 지날수록 굳어진다. 리듬 운동은 통증이 없는 작은 범위의 움직임으로, 이

패턴을 서서히 재학습하게 만든다.

셋째, 뇌를 설득한다.

뇌는 아픈 움직임을 '위험하다'고 인식해 움직임을 제한한다. 하지만 일정하고 부드러운 리듬은 뇌에 '이건 괜찮다'는 안전 신호를 보낸다. 그 결과 뇌의 경고 회로가 꺼지고, 통증이 줄어든다.

이처럼 부드러운 리듬이 근막을 풀고, 움직임을 되살리고, 짝힘과 협응력을 회복시킨다. 마치 아기를 안고 토닥토닥 달래듯, 뇌를 안심시키고 경보 시스템을 진정시킨다. 리듬 운동은 단순히 운동법이 아닌 치료법이다. '회복의 리듬'인 것이다.

그러니 이제부터 우리가 할 일은 이것이다.

작게

천천히

살랑살랑

리듬 있게 움직이는 것!

통증이 사라지고, 움직임이 편안해질 것이다.

단계적으로 움직임을 회복하는 과정이다

"어? 조금 전엔 여기까지도 안 올라갔는데….''

누군가는 고개를 갸웃거리고, 누군가는 웃음을 터뜨린다. 몇 년

동안 손이 얼굴에 닿지 않던 사람이, 단 3~4분 만에 이마에 손이 닿는 것을 경험하고 깜짝 놀란다.

"이제 시작입니다. 회복이 시작된 거예요."

그 짧은 몇 분 동안 내가 한 일은 간단하다. 통증 부위에 아주 작은 움직임을 다시 열어주고, 뇌에 '움직여도 괜찮다'는 신호를 보낸 정도였다. 그것만으로 막혀 있던 회로가 다시 살아나고, 움직임의 길이 열린다. 통증 부위의 회복이 시작되었다면, 이제는 단계적으로 전신의 움직임으로 연결해 가야 한다.

단계적으로 나아가야 하는 이유는 단순하다. 이미 온몸의 움직임이 망가져 있기 때문이다. 통증은 처음엔 작은 부위에서 시작되지만, 시간이 지나면 긴장과 불균형이 점점 넓게 퍼져나간다. 어느새 전신의 움직임이 꼬이고, 몸 전체가 경직된 상태가 된다. 이렇게 넓게 퍼진 긴장을 단번에 풀 수는 없다. 통증이 확산되듯이 회복도 확산되어야 한다. 리듬 운동은 힘을 빼는 것으로 시작해, 부드러운 움직임의 리듬을 찾고, 그것이 전신으로 확장되어 조화롭고 생생한 힘으로 마무리되는 회복의 여정이라고 할 수 있다.

조금 더 구체적으로 그 과정을 단계별로 살펴보자.

1단계

긴장을 내려놓고, 통증 부위부터 움직여본다

통증이 오래된 사람일수록 움직이는 것 자체를 두려워한다. '움직였다가 더 아프면 어떡하지?' 하는 불안 때문에 몸은 항상 긴장 상태에 놓여 있다. 따라서 회복의 첫걸음은 통증 부위의 힘과 긴장을 빼주는 것이다.

우선 통증 없이 움직일 수 있는 범위 안에서 아주 작은 리듬을 만들어보자. 시계추처럼 흔들거나, 천천히 돌리거나, 살랑살랑 움직이는 정도면 충분하다. 이런 작고 부드러운 리듬을 통해 뇌와 몸이 '이 정도는 괜찮다'는 신호를 받게 되면, 잊고 있던 관절의 감각이 서서히 깨어난다.

이때 호흡은 긴장을 풀어주는 중요한 도구다. 자연스럽고 편안한 호흡이 근막의 미세한 탄성을 자극하고, 경직된 근육의 힘을 내려놓게 만든다. 호흡을 통해 긴장이 풀리면 '다시 움직여도 괜찮다'는 신경 회로가 열린다. 그 순간부터 몸은 움직임에 대한 자신감을 되찾기 시작한다.

2단계

움직임을 확장해 회복의 흐름을 만든다

1단계에서 통증 부위의 긴장이 풀리고 움직임이 시작되었다면, 이제 그 움직임을 주변으로 확장해 본다. 팔이 잘 올라가지 않는 사람을 보면 어깨뿐 아니라 등, 가슴, 심지어 골반까지 함께 굳어 있는 경우가 많다. 어깨의 통증은 등과 가슴, 목이 함께 움직일 때 완화되고, 척추의 통증 또한 골반의 움직임이 회복되어야 비로소 잡힌다.

2단계에서는 통증 부위만 움직이는 것이 아니라, 인접한 관절과 근육을 함께 작동시켜 움직임의 연결성을 회복하는 것이 핵심이다. 이때 중요한 것은 동작의 크기나 속도가 아니라, 하나의 리듬 안에서 부드럽게 이어지는 흐름이다. 몸이 연결되어 움직이기 시작하면, 단절되어 있던 근육들이 서로 도우며 에너지를 나누게 된다. 이렇게 리듬이 주변으로 확산될 때, 움직임의 연속성이 살아나고 회복의 속도도 한층 빨라진다.

3단계

통합된 움직임으로 협응과 기능을 회복한다

3단계는 몸의 여러 부위가 조화롭게 반응하도록 협응력을 키우는 단계다. 1단계와 2단계를 통해 통증 부위와 주변 관절의 움직임이 회복되었다면, 이제는 그 움직임들을 하나의 리듬으로 연결해 기능적인 움직임을 되살려야 한다. 중요한 것은 특정 부위만 사용하는 힘이 아니라, 몸이 유기적으로 반응하며 분산해서 사용하는 건강한 힘을 회복하는 것이다. 예를 들어, 발바닥이 바닥을 밀며 골반이 회전하고, 척추가 따라 움직이며 어깨와 팔까지 자연스럽게 이어지는 흐름. 이런 협응 속에서 근막의 탄성이 되살아나고, 몸 전체가 부드럽고 효율적으로 움직일 수 있게 된다.

동물의 움직임은 우리에게 많은 것을 시사한다. 고양이는 높은 곳에서 떨어질 때 척추, 골반, 다리, 발까지 조화롭게 써서 유연하게 착지한다. 벌새는 빠른 날갯짓 속에서도 정확하고 안정된 자세를 유지하며 꿀을 빤다. 이 모든 것이 전신 협응과 리듬의 결과다.

전신 리듬이 회복되면, 단순한 통증 회복을 넘어 몸에 새로운 에너지가 생긴다. 흩어져 있던 움직임이 하나로 모이고, 무기력했던 몸에 활력이 되살아난다. 이때 중요한 것은 '강한 근육'이 아니라 '리듬 있는 힘'이다. 몸 전체가 하나로 묶여 조화롭게 움직일 때, 진짜 강한 힘이 생긴다.

리듬 운동의 세 가지 스텝을 차근차근 밟아가다 보면, 몸은 점점 더 넓은 범위에서 통증 없이 움직이게 된다. 처음에는 아픈 부위를 살살 흔드는 것에서 시작했지만, 점차 주변부로 확장되고, 결국 전신이 하나로 연결된 새로운 움직임의 패턴이 몸 안에 자리 잡는다.

이 과정에서 회복되는 것은 단지 관절의 가동성이나 근육의 유연성이 아니다. 진짜 중요한 변화는 움직일 수 있다는 자신감과 내 몸을 믿을 수 있다는 감각, 그리고 통증을 이겨내는 회복력이 되살아난다는 것이다.

다시 아프지 않으려면 통증에 강한 몸이 되자

리듬 운동을 통해 통증이 줄고, 움직임이 회복되는 경험은 많은 이들에게 신선한 충격을 준다. 불가능하다고 여겼던 팔이 다시 올라가고, 전신의 긴장이 풀리며 몸이 가벼워진 걸 느낀다. 하지만 그 회복은 끝이 아니라 시작이다. 진짜 중요한 건, 그 회복된 상태를 어떻게 유지하느냐이다. 다시 아프지 않기 위해, 다시 무너지지 않기 위해, 우리는 통증에 강한 몸이 되어야 한다.

흔히 근골격계 통증의 원인을 '자세 탓'으로 돌리는 경우가 많다. 병원에서도 흔히 "자세부터 바로잡으라"고 말한다. 하지만 책상 앞에 앉아 있는 시간이 많은 현대인에게 "허리를 곧게 펴고 앉으세요"라는 조언은 현실적으로 지속하기 어렵다. 오히려 그렇게 계속 긴장하며 똑바로 앉아 있으려 하면, 몸은 더 경직되고 스트레스를 받게 된다.

이 질문의 답은 통증 대응력에 있다. 같은 통증 자극에도 사람마다 반응은 다르다. '얼음물 실험'이라는 고전적인 통증 연구가 있다. 사람들에게 손을 얼음물에 담그게 하고, 얼마나 오래 견디는지를 측정했다. 어떤 사람은 30초도 못 버티고 손을 꺼내지만, 어떤 사람은 2~3분을 버틴다. 같은 온도, 같은 자극인데 말이다. 이는 단순히 정신력의 문제가 아니다. 뇌와 신경계가 그 자극을 얼마나 위협적으로 해석하느냐, 그리고 몸이 얼마나 통증에 적응되어 있느냐에 따라 견디는 정도가 달라진다.

통증 대응력이 약한 사람은 작은 움직임에도 금방 통증을 느낀다. 앉아 있거나 서 있는 것만으로도 불편함을 호소한다. 반면 통증 대응력이 좋은 사람은 자세가 조금 나빠도, 오래 걸어도, 몸이 쉽게 통증 반응을 일으키지 않는다. 즉, 좋은 자세보다 중요한 것은 그 자세를 오래 버텨내는 힘, 즉 통증 대응력이다.

"골룸은 허리가 아프지 않다."

내가 자주 하는 말이다. 허리가 굽고 자세가 망가진 캐릭터지만, 통증 없이 잘 돌아다닌다. 농담처럼 들릴 수 있지만, 여기엔 중요한 통찰이 있다. 자세를 완벽하게 유지하라는 조언은 현실에서는 작동하기 어렵다. 중요한 것은 자세의 '정확함'이 아니라, 다양한 자세를 버텨낼 수 있는 내 몸의 힘이다.

통증 대응력이란 결국 '다양한 움직임을 해왔는가' '근막이 흐름은 유연한가' '뇌가 유연하게 통증을 해석하는가'에 달려 있다. 반복된 자극에 적응한 몸은, 쉽게 과민 반응을 일으키지 않는다.

그렇다면 통증 대응력은 어떻게 기를 수 있을까? 답은 단순하다. 통증 없는 범위에서 부드럽고 다양하게 움직이는 것이다. 리듬 운동과 같은 원리다. 이미 통증을 회복한 사람이라면, 이 원리대로 꾸준히 실천하는 것이 재발을 막는 핵심이 된다.

리듬 운동은 만성 통증 환자를 위한 회복 프로그램이지만, 통증이 없는 사람에게도 훌륭한 예방 훈련이 될 수 있다. 움직임은 뇌와 신경계를 자극하면서 과민해진 반응을 조절하고, 근막의 흐름을 유연하게 만든다. 하루 10분이라도 몸을 이리저리 흔들고, 좌우로 기울이고, 앞뒤로 늘이는 것. 이렇게 근막과 신경계를 지루하지 않게 자극해 주면, 통증 대응력이 점점 높아진다.

통증에 약한 사람은 작은 자극에도 금세 다시 아파진다. 예전보다 나아진 듯해도, 반복되는 긴장이나 고정된 자세에 쉽게 무너진다. 반대로 통증에 강한 사람은 살짝 삐끗해도 쉽게 회복한다. 다행히도 통증 대응력은 타고나는 게 아니라 만들어지는 능력이다. 꾸준한 회복성 움직임을 통해 몸이 리듬을 기억하게 하면 된다. 그것이 '통증에 강한 몸'을 만드는 힘이다.

통증은 고통이 아닌 축복이다

요즘 공원도, 도심도, 새벽 거리도 달리는 사람들로 가득하다. 러닝은 정말 좋은 운동이다. 나도 가끔 뛴다. 그런데 나는 5분 정도만 가볍게 뛴다. 그리고 기분이 좋으면 10분 정도 더 편하게 걷는다. 그 정도가 내 몸에 딱 맞는다. 그런데 많은 사람들은 자기 몸이 보내는 신호를 무시한 채 운동량과 기록에 집중한다.

"30분은 뛰어야지."

"10km는 채워야 해."

그렇게 다 뛰고 나서 무릎이 욱신거리면 파스를 붙이고, 허리가 뻐근하면 마사지기를 댄다. 정말 그게 내 몸이 원하는 방식일까?

우리 몸에는 '역치'라는 게 있다. 그 선을 넘으면 몸은 통증이라는 신호를 보낸다.

"지금은 멈춰야 해요."

"이건 좀 과해요."

몸이 이렇게 알려주는 건 참 고마운 일이다. 너무 늦기 전에, 무너져버리기 전에 회복할 수 있도록 알려주는 경고이자 알람이기 때문이다. 통증은 나쁜 게 아니다. 오히려 내 몸이 살아 있다는 증거이자, 내 몸이 나와 대화하고 있다는 뜻이다. 통증이 축복인 이유다. 통증이 항상 '멈추라'는 뜻만은 아니다. 어떤 통증은 때때로 이렇게 말한다.

"이제부터 진짜 단련이 시작됩니다."

"여기서 멈추면 예전과 다를 바 없어요. 조금 더 가볼까요?"

근육이 커지고, 체력이 길러지는 과정에서, 몸은 종종 '불편함'이라는 신호로 우리를 시험한다. 그럴 때는 통증을 피할 게 아니라, 이렇게 물어야 한다.

'이건 정말 위험한가? 아니면 성장의 신호인가?'

판단의 기준은 결국 몸의 전체적인 반응이다. 불쾌감이 아니라 상쾌함으로 끝나는 자극인지, 하루 이틀 후 피로감과 함께 자연스럽게 회복되는 통증인지, 아니면 더 깊고 무겁고 예민해지는 통증인지…. 몸은 늘 통증이라는 신호로 우리에게 말하고 있다. 문제는 우리가 그 말을 들을 준비가 되어 있는가이다.

그렇다고 모든 통증이 '멈추라'거나 '단련하라'는 단순하고 일률적인 신호는 아니다. 특히 오래도록 반복되는 통증을 안고 살아가는 사람에게는 이 공식이 더 이상 적용되지 않는다. 만성 통증이 보내는 진짜 메시지는 이렇다.

"지금까지 몸을 써온 방식은 안 돼요. 움직임을 다시 배워야 해요."

이런 경우 통증은 신경계를 안심시키는 새로운 학습이 필요하다는 신호다. 움직임을 줄이고 쉬는 게 아니라, 통증이 없는 범위 안에서, 작고 안전한 움직임부터 다시 시작하라는 뜻이다. 그렇게 조금씩 움직임을 다시 배우고, 신경계를 다시 설득하고, 몸과의 관계를 다시 회복해 나가는 것. 그것이 만성 통증에서 벗어나기 시작하는 진짜 방향이다.

통증은 때로 감옥 같지만, 그 안에는 열쇠도 함께 들어 있다. 그 열쇠는 바로 내 몸이 다시 안전하다고 느낄 수 있도록 도와주는 작고 편안한 움직임이다. 그러면 통증은 더 이상 고통이 아니라 회복의 입구가 된다. 그 순간, 통증은 진짜 축복이 된다.

통증 없는 몸을 위한 리듬 운동 프로그램

스트레칭하지 마라! 리듬 운동이 필요하다!

PART 3

목/어깨

견갑 리듬 회복 운동

목과 어깨 통증의 끝에는 견갑 리듬이 있다

목이 아프면 어깨도 아프다

목과 어깨가 만성적으로 아픈 사람들에게는 한 가지 공통점이 있다. 바로 '견갑 리듬'이 무너져 있다는 것이다. 통증이 있어도 대부분 팔은 억지로라도 움직일 수 있고, 목도 어느 정도 돌릴 수 있다. 하지만 자세히 들여다보면 팔과 목이 움직일 때 견갑이 자연스럽게 반응하지 않거나, 반대로 너무 앞서서 튀어나오곤 한다. 견갑을 중심으로 상체 전체의 리듬이 깨진 상태, 바로 이 지점에서 만성 통증이 시작된다.

실제로 목이나 어깨가 아픈 사람 대부분이 한 군데만 아프지 않다. 처음엔 어깨만 불편했는데, 어느새 목까지 뻣뻣해지고 담이 온

듯 잘 돌아가지 않는다. 어깨가 굳으니 목이 당기고, 목이 뻣뻣하니 어깨도 결리는 식이다. 오십견 환자에게 목디스크가 흔한 이유도 마찬가지다. 그래서 목이 아프면 어깨와 견갑골(날개뼈)을 함께 보아야 하고, 어깨가 아파도 목과 견갑골을 함께 살펴야 한다. 그래야 통증에서 벗어날 해답을 찾을 수 있다.

통증의 숨은 원인, 견갑 리듬의 붕괴

목과 어깨 통증이 있을 때 '견갑 리듬'을 확인해야 하는 이유는 해부학적으로도 명확하다. 견갑은 목과 어깨를 연결하는 교차점으로, 승모근 상부, 견갑거근, 사각근 같은 근육들로 이어져 있다. 그래서 목이 굳으면 견갑이 따라 굳고, 견갑이 긴장해 올라붙으면 목도 자동으로 뻣뻣해진다. 어깨 관절 역시 마찬가지다. 어깨 관절은 견갑골이라는 플랫폼 위에 얹혀 있기 때문에, 견갑이라는 받침대가 흔들리면 어깨는 무리한 움직임을 반복하게 되고, 결국 통증이 고착된다.

반대로 견갑의 리듬이 살아 있으면, 팔을 움직일 때 견갑골이 흉곽 위에서 미끄러지듯 부드럽게 반응한다. 리듬이 맞아야 어깨와 목도 함께 편안하게 움직일 수 있다. 그런데 견갑이 움직이지 않거나, 반대로 너무 먼저 들려버리면 어떻게 될까? 견갑의 협응을 받지 못한 어깨는 힘으로 버티게 되고, 목은 그 부담을 대신 짊어진

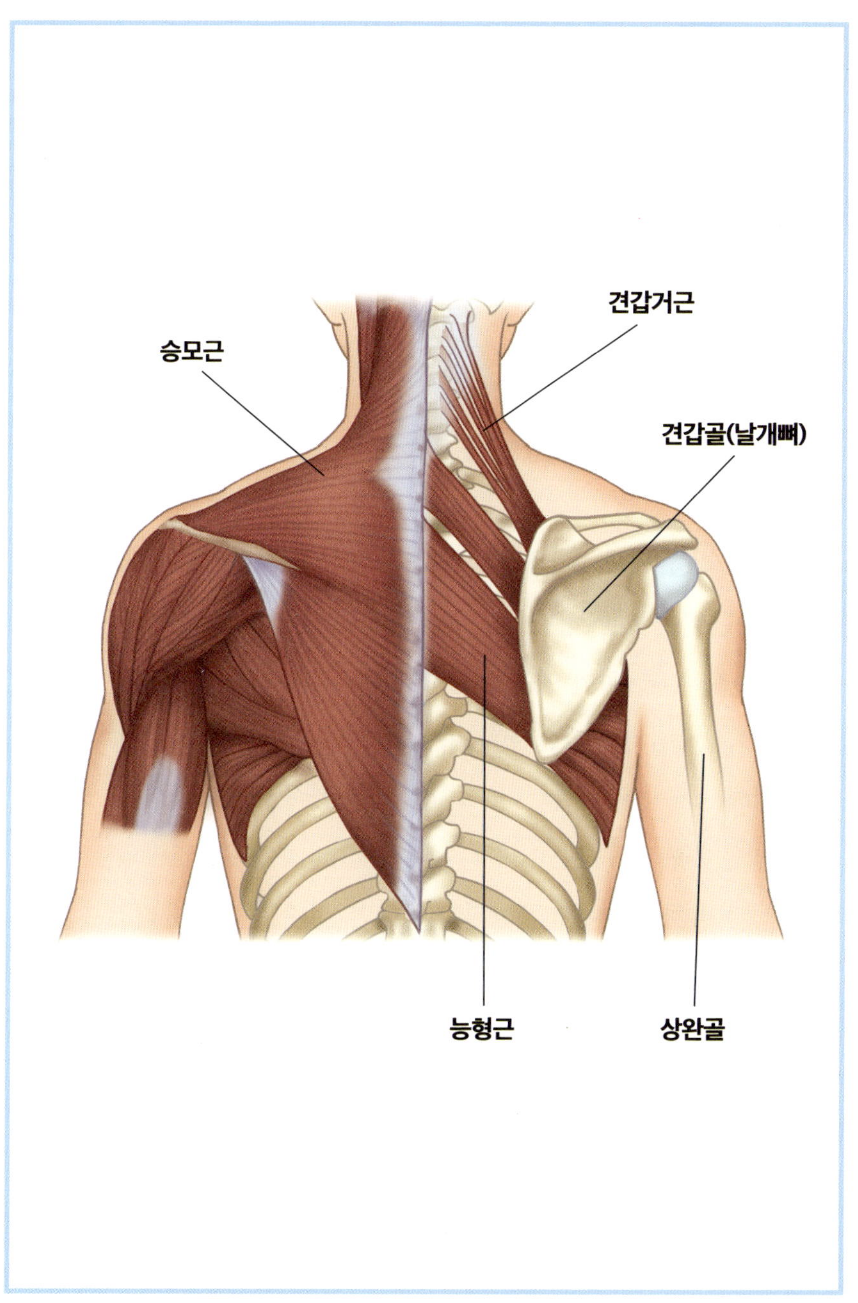

승모근
견갑거근
견갑골(날개뼈)
능형근
상완골

다. 이렇게 리듬이 깨진 움직임이 반복되면, 뇌는 그 패턴을 기억하고 고착화한다. 결국 작은 움직임에도 신경계는 위험 신호를 보내고, 통증에 점점 더 예민하게 반응한다. 통증은 점차 목과 어깨 주변으로 번지며, 날개뼈 안쪽이 찌릿하거나 등 가운데가 당기고, 팔과 손까지 저리는 이상 감각으로 확산된다.

목과 어깨, 팔, 흉곽의 리듬 회복이 핵심

견갑 리듬은 팔−어깨, 목, 흉추의 세 축이 조화롭게 협응할 때 만들어진다. 이 중 하나라도 굳으면 리듬은 깨진다. 만성 통증의 경우, 세 축 중 두 개 이상이 동시에 무너져 있는 경우가 대부분이다. 이 상태에서는 팔을 아무리 올리고, 어깨를 돌리고, 목을 스트레칭해도 통증은 반복된다. 단지 근육이 짧아서가 아니다. 움직임의 리듬이 깨졌기 때문이다.

목과 어깨 통증에서 해방되고 싶다면, 억지로 팔을 올리거나 목을 돌릴 것이 아니라, 견갑이 제자리에서 움직임의 흐름에 맞춰 반응하도록 리듬을 회복시켜야 한다. 움직임이 막혀버린 목과 어깨에 작은 흔들림과 부드러운 자극을 주어 신경계를 안심시키고, 견갑과의 협응을 되살려야 한다. 그때 몸 전체가 다시 자연스럽고 편안한 움직임을 되찾을 수 있다.

견갑 리듬 운동이 필요하다

아래 증상들이 자신에게 해당된다면,
지금 바로 '견갑 리듬 회복 운동'을 시작해야 할 때다.

- ☐ 목덜미가 항상 뻐근하고 무겁다.

- ☐ 승모근 상부가 늘 긴장되어 있고, 눌렀을 때 통증이 느껴진다.

- ☐ 스마트폰을 보거나 운전하는 등 특정 자세 이후 통증이 심해진다.

- ☐ 목을 뒤로 젖히면 통증이 팔이나 등까지 퍼진다.

- ☐ 팔을 어깨높이 이상으로 들면, 앞쪽 또는 바깥쪽 어깨에 찌릿한 통증이 나타난다.

- ☐ 어깨를 돌릴 때 '걸리는 느낌'이 있거나, 통증과 함께 뚝뚝 소리가 난다.

- ☐ 밤에 어깨가 쑤시고 아파서 자주 깬다.

- ☐ 팔뚝, 특히 팔 앞쪽이나 뒤쪽이 더 아프다.

- ☐ 목, 어깨, 팔을 따라 이어지는 저림과 당김이 있다.

☐ 견갑골 안쪽이 칼로 찌르는 듯 아프다.

☐ 손끝이나 손바닥까지 저릿한 느낌이 동반되기도 한다.

☐ 머리 뒤쪽이나 눈 뒤에서 긴장성 두통이 함께 나타난다.

☐ 특별한 외상 없이 일상 동작만으로도 점점 통증이 심해진다.

☐ 목을 좌우로 돌릴 때 한쪽이 유난히 제한되고 통증이 따른다.

☐ 고개를 숙이거나 젖힐 때 목이 잡아당겨지는 느낌이 있다.

☐ 목만 따로 돌리기 어렵고, 어깨가 함께 움직인다.

☐ 후방 주시나 후진 시 고개가 잘 돌아가지 않는다.

☐ 목을 천천히 움직일 때는 괜찮지만, 빠르게 움직이면 통증이 발생한다.

☐ 팔을 머리 위로 올릴 때 통증으로 인해 멈추게 된다.

☐ 팔을 등 뒤로 돌릴 때 손이 잘 닿지 않는다.

☐ 팔을 들어 올릴 수는 있으나, 내릴 때 통증이 심해진다.

☐ 팔을 앞으로 올릴 때보다 옆으로 벌릴 때 더 불편하고 아프다.

☐ 반대 손으로 아픈 쪽 어깨를 감싸는 동작이 어렵다.

☐ 팔과 어깨를 움직일 때 승모근이 과도하게 개입되어 어깨 전체가 들린다.

☐ 어깨를 사용할 때 척추나 허리까지 함께 긴장되고 경직된다.

☐ 통증 부위의 피부 감각이 둔하고 얼얼하다.

☐ 한쪽 손이 자주 차거나 붓는 듯한 증상이 나타난다.

☐ 반복된 물리치료나 약물치료에도 증상이 거의 변하지 않는다.

☐ 통증 부위에 피로가 쌓이거나 무거운 느낌이 지속된다.

☐ 근육을 만졌을 때 굳어 있고, 눌렀을 때 깊은 통증이 퍼진다.

☐ 특정 동작 후 일시적으로 시원한 느낌이 있지만, 곧 다시 긴장되고 아프다.

목

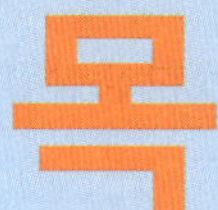

1단계 / 2단계 / 3단계

1단계
목 리듬 운동

목에 통증이 느껴지지 않는 범위에서 아주 천천히, 부드럽게 관절을 움직이는 것이 중요하다. 이런 움직임은 몸이 스스로 '안전하다'고 느끼게 만들어 통증 반응을 줄여준다. 통증 없이 움직일 수 있는 범위 안에서 부드럽게 반복하다 보면, 움직임에 대한 자신감이 생기고, 주변 근육의 긴장이 풀리면서 통증이 점차 줄어든다.

끄덕끄덕 도리도리 운동

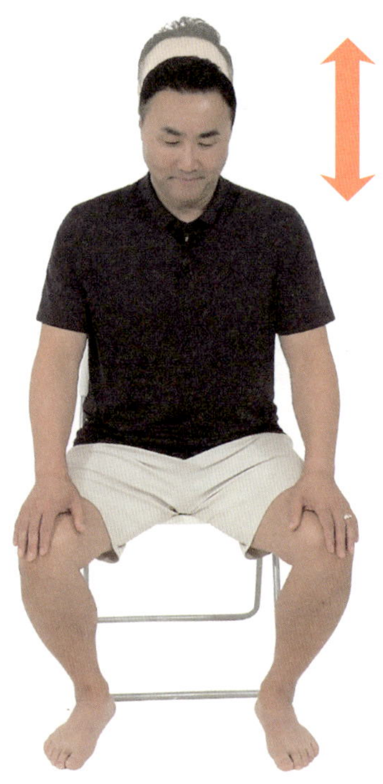

❶ 앉거나 선 자세에서, 고개를 위아래로 끄덕끄덕 가볍게 움직인다. 위아래 1회씩 10회 반복한다.

정면을 보지 말고, 시선도 도리도리 끄덕끄덕에 맞춰주세요.
크게 크게 NO! 작게 작게 OK!
빨리빨리 하지 말고 가볍고 리드미컬하게~

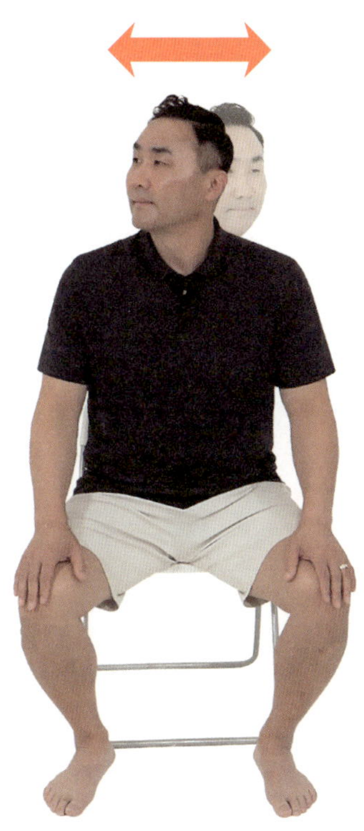

❷ 턱을 좌우로 도리도리하며 부드럽게 움직인다. 좌우 1회씩 10회 반복한다.

2단계
목 리듬 운동

1단계의 좌우 상하 움직임을 결합한 동작으로, 지그재그로 움직이며 범위를 조금씩 넓혀가는 것이 목표다. 처음보다 2~5센티미터 정도만 부드럽게 확장해 보자. 이 과정을 반복하면 근육이 자연스럽게 이완되고, 관절의 가동 범위가 점점 넓어지며 움직임이 훨씬 편안해진다. 무엇보다 중요한 것은 통증이 동반되지 않는 범위 안에서 진행하는 것이다. '아프지 않은 움직임' 속에서 몸은 스스로 긴장을 풀고, 다시 안전하게 움직이는 법을 배워간다.

턱 지그재그 운동

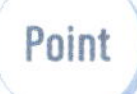

Point

아무 불편함이 없는 범위에서만 실시하세요.
두둑두둑~ 소리가 나도 OK!
리듬감을 유지하며 좌우 상하로 살랑살랑~

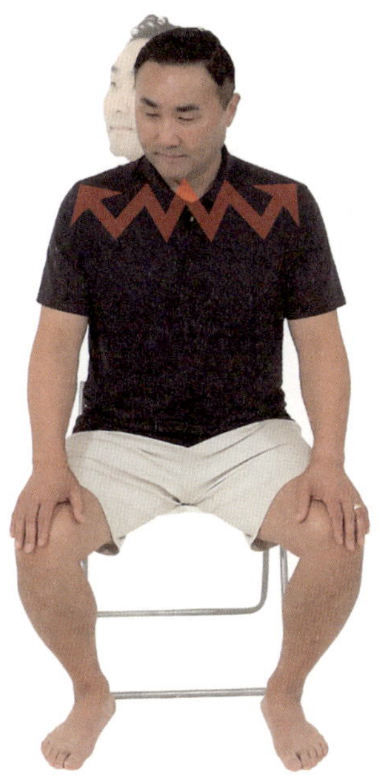

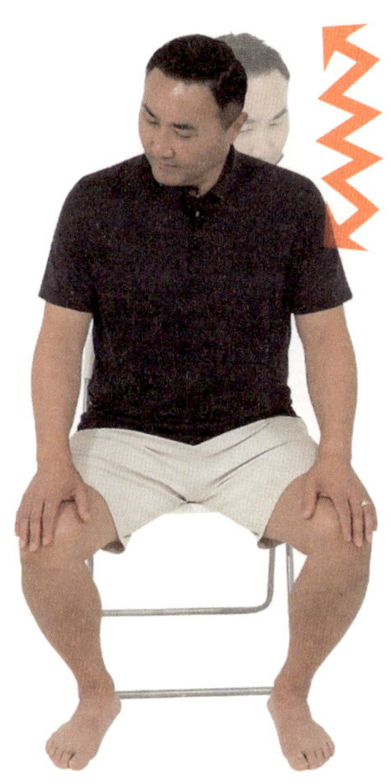

❶ 앉거나 선 자세에서, 턱을 지그재그로 끄덕이며 좌우로 움직인다. 좌우 왕복 1회씩 10회 반복한다.

❷ 턱을 지그재그로 도리질하며 위아래로 움직인다. 위아래 왕복 1회씩 10회 반복한다.

3단계
목 리듬 운동

목의 움직임이 통증 없이 진행되기 시작하면 움직임에 대한 자신감이 생긴다. 이제는 1, 2단계의 움직임을 어깨와 흉곽(갈비뼈)에 함께 협응시켜 자연스러운 흐름을 만들어내는 동작이다. 목과 어깨, 흉곽을 연결시키면, 목에 집중되던 긴장감이 어깨와 흉곽으로 분산되어 훨씬 부드럽게 움직일 수 있다. 세 부위의 협응이 좋아질수록 목과 어깨의 통증이 줄어들고 몸이 한결 편안해진다.

고개 돌리며 어깨 으쓱하기

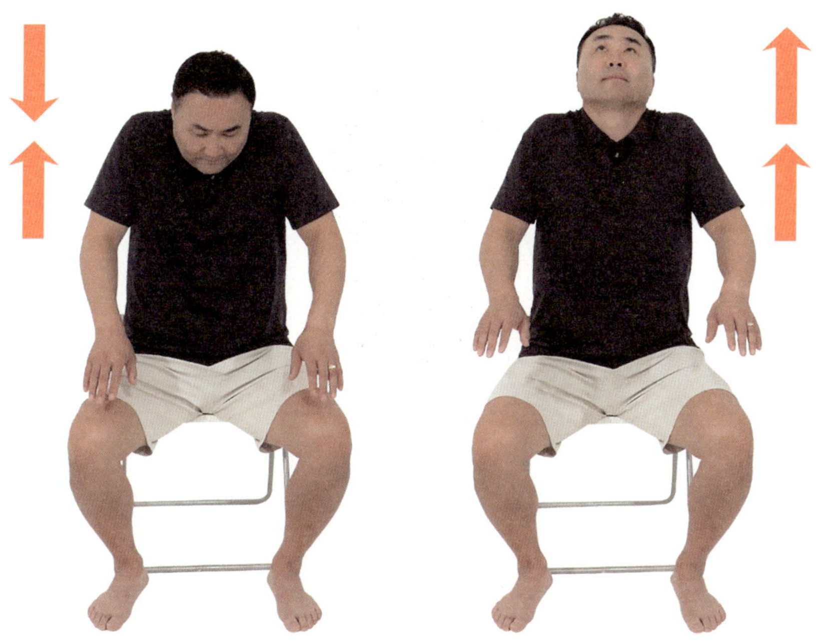

① 앉거나 선 자세에서, 고개를 숙이며 어깨 들고 으쓱하고, 고개를 들며 어깨 들고 으쓱 한다. 10회 반복한다.

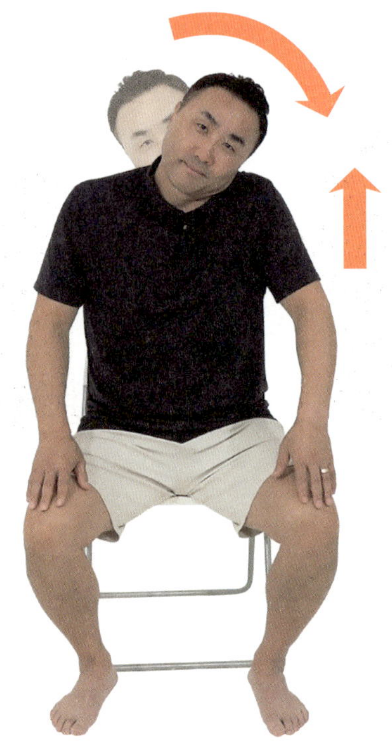

❷ 목을 옆으로 구부리며 어깨 들고 으쓱한다. 반대편도 실시한다. 좌우 1회씩 10회 반복한다.

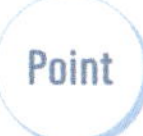

목만 움직이려고 하면 아파요.
옆으로 살짝 구부리면서 어깨를 들어보세요.
목도 가고! 어깨도 가고!

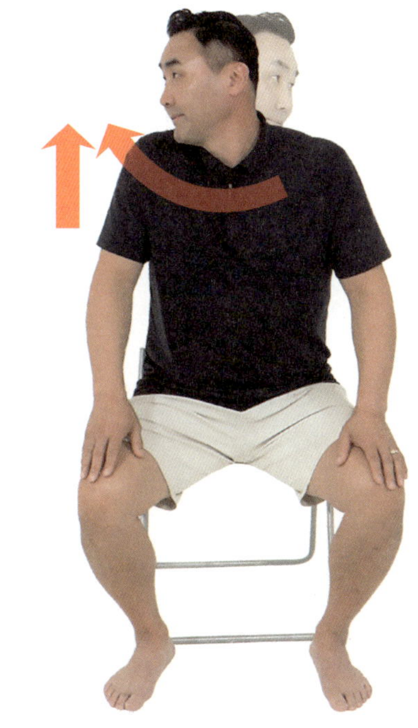

❸ 고개를 옆으로 돌리면서 어깨 들고 으쓱한다. 반대편도 실시한다. 좌우 1회씩 10회
반복한다.

어깨

1단계 / 2단계 / 3단계

바른 동작을 위한
어깨 리듬 운동법
QR 음성 가이드

1단계
어깨 리듬 운동

어깨에 통증이 생기지 않는 범위에서, 앞뒤로 아주 가볍게 움직이기만 하면 된다. 20센티미터 정도만 앞뒤로 움직여도 충분하다. 중요한 것은 끊기지 않고 부드럽게 이어지는 리듬이다. 리드미컬하게 움직이다 보면 어깨 주변 근육의 긴장이 풀리고, 몸의 움직임을 조절하는 감각이 되살아나면서 통증이 점차 줄어든다. 체력이 허락한다면 30회 이상 반복해 보자. 리듬이 부드럽게 이어질수록 몸이 점점 더 편안해진다.

어깨 바이킹 운동

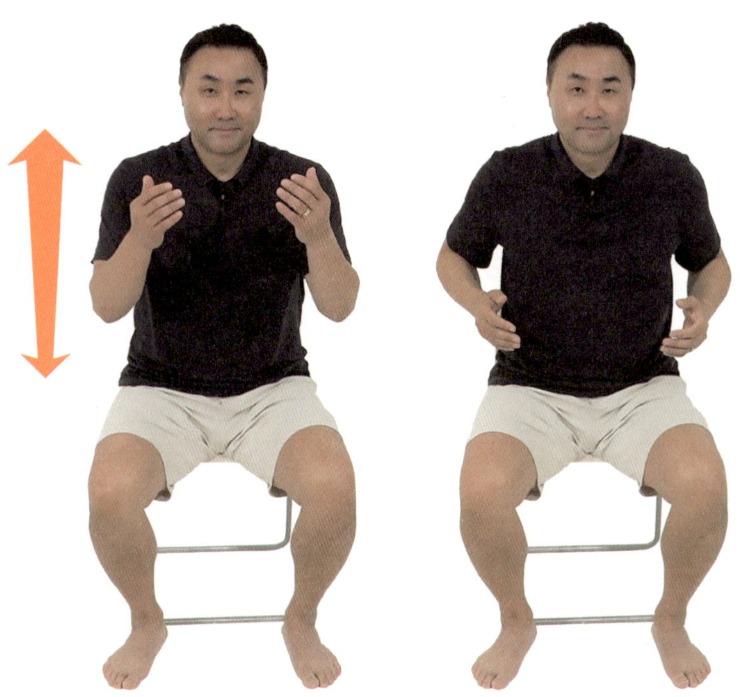

① 의자에 앉은 자세에서, 팔꿈치를 가볍게 구부린다.

② 놀이동산의 바이킹이 움직이듯, 양손을 앞뒤로 가볍게 흔든다. 10회 반복한다.

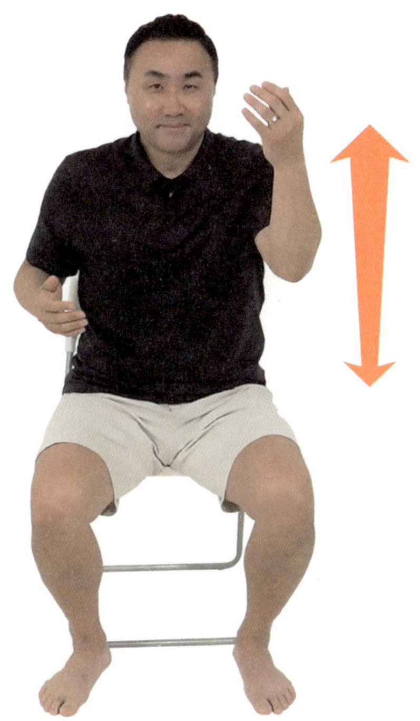

❸ 양손을 교차하며 ②번과 같은 방법으로 가볍게 앞뒤로 흔든다. 10회 반복한다.

2단계
어깨 리듬 운동

1단계에서 어깨를 앞뒤로 움직였다면, 2단계에서는 어깨를 옆으로 벌리는 동작으로 확장해 보자. 앞뒤 움직임은 비교적 긴장이 잘 풀려 편안하지만, 옆으로 벌리는 동작은 어깨 통증이 있는 사람에게 쉽지 않다. 이때는 불편감이 없는 범위까지만 가볍게 날갯짓하듯 움직이면 충분하다.

좌우 번갈아 움직일 때는 아프지 않은 쪽부터 시작한다. 편안한 쪽 어깨가 먼저 리듬을 만들면, 아픈 쪽 어깨가 그 리듬을 따라가려는 경향이 생긴다. 이 자연스러운 동조 작용 덕분에, 불편한 어깨도 한결 부드럽게 움직일 수 있다.

좌우 날갯짓 운동

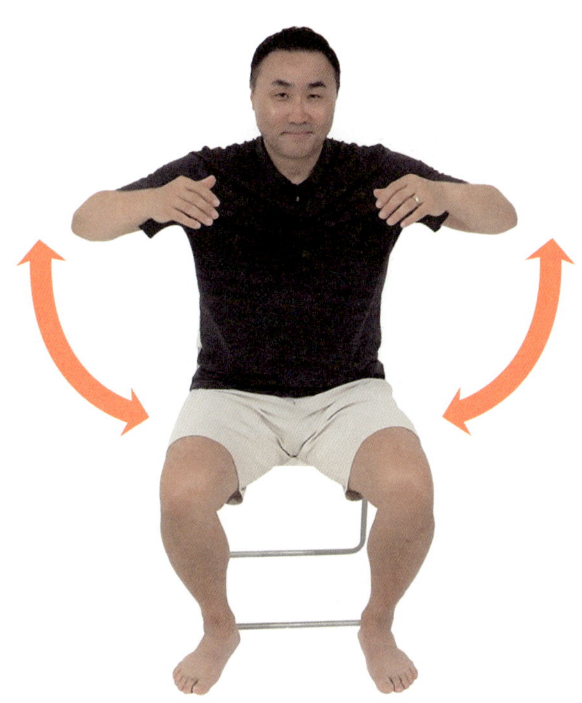

① 의자에 앉은 자세에서, 몸통 옆으로 팔꿈치를 가볍게 구부린다.

② 새가 날갯짓하듯, 양 팔꿈치를 가볍게 옆으로 벌렸다 내린다. 10회 반복한다.

날갯짓을 크게 할 필요 없어요.
아프지 않은 어깨 → 아픈 어깨 순서로!

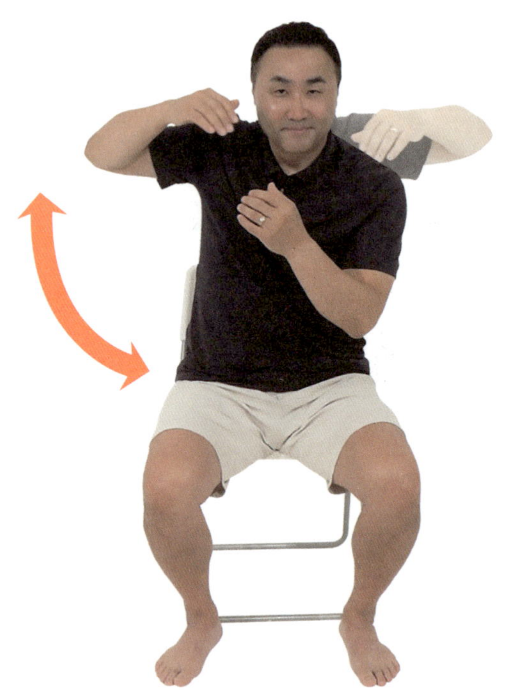

③ 팔꿈치를 좌우 번갈아 가며 날갯짓한다. 좌우 1회씩 10회 반복한다.

팔꿈치 너무 벌리지 말고, 팔꿈치는 내 시선 안에!

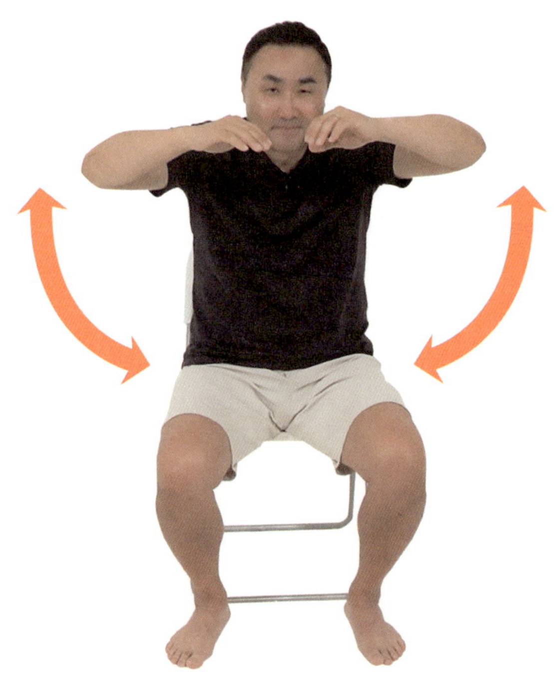

❹ 등을 살짝 말면서 양 팔꿈치를 동시에 날갯짓한다. 10회 반복한다.

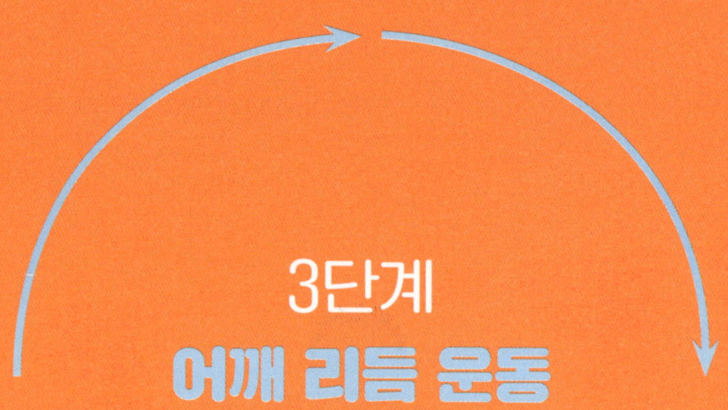

3단계
어깨 리듬 운동

2단계에서 팔꿈치를 옆으로 벌리며 날갯짓했다면, 3단계에서는 팔꿈치로 원을 그려본다. 팔꿈치 끝으로 작은 공을 그린다고 생각해 보자. 처음에는 핸드볼 크기의 원을 그리듯 부드럽게 움직이다가, 점차 범위를 넓혀 핸드볼이 축구공이 되도록 만든다. 마지막에는 몸통까지 함께 쓰며 상체 전체의 리듬을 만들어낸다. 어깨보다 큰 관절이 함께 움직이기 때문에 어깨의 부담이 줄고, 움직임도 훨씬 자연스럽고 편안해진다.

팔꿈치로 원 그리기

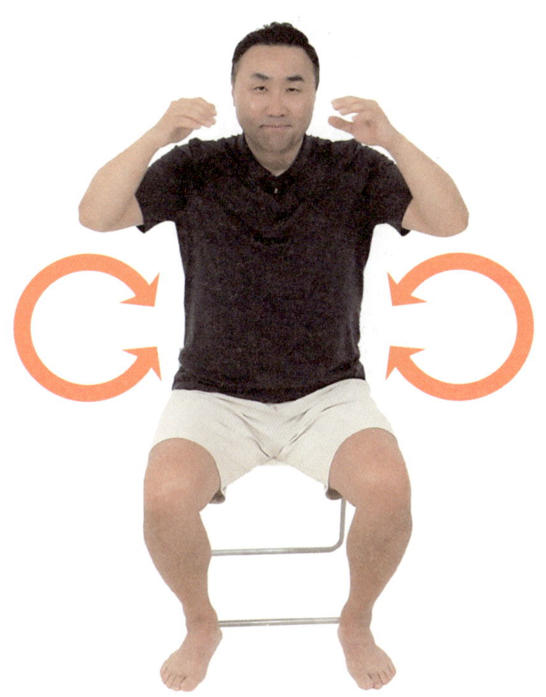

1. 의자에 앉은 자세에서, 몸통 옆으로 팔꿈치를 가볍게 구부린다.
2. 팔꿈치로 작은 원을 그리듯 움직이며 어깨를 돌린다. 점차 원이 커지도록 범위를 넓혀간다. 10회 반복한다.

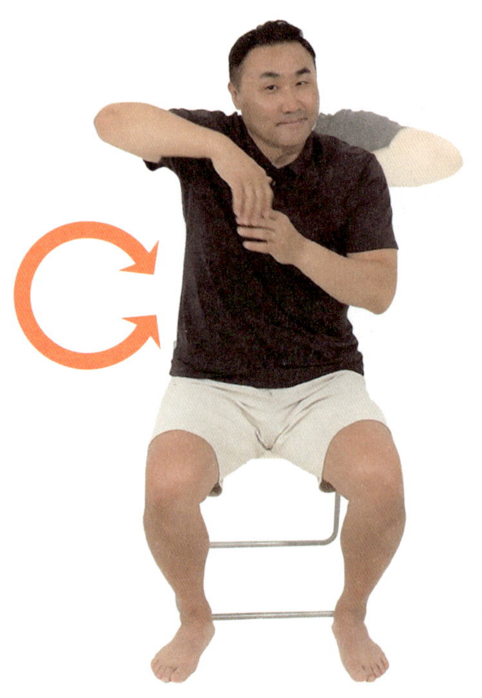

❸ 팔꿈치를 좌우 번갈아 가며 원을 그린다. 점차 원이 커지도록 범위를 넓혀간다. 좌우
1회씩 10회 반복한다.

어깨를 돌릴 때 팔에 힘을 주지 않아요.
불편하지 않다면 점점 공을 크게 그려보세요.
어깨 돌리기는 반대 방향으로도 동일하게!

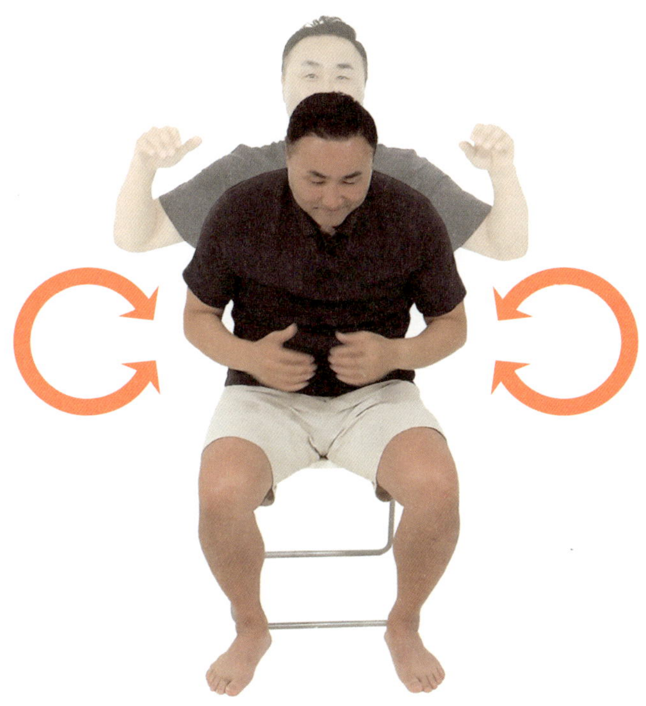

④ 몸통을 구부렸다 폈다 하며 양 팔꿈치로 원을 그린다. 점차 원이 커지도록 범위를 넓
혀간다. 10회 반복한다.

견갑

1단계 / 2단계 / 3단계

바른 동작을 위한
견갑 리듬 운동법
QR 음성 가이드

1단계
견갑 리듬 운동

목과 어깨가 불편한 사람은 날개뼈(견갑골)가 잘 움직이지 않는다는 연구 결과가 있다. 1단계는 날개뼈를 작은 범위에서 부드럽게 움직여 목과 어깨의 긴장을 풀어주는 것이 목적이다. 움직일 때는 불편하거나 아픈 느낌이 없는 범위 안에서만 진행해야 한다. 편안한 범위에서 반복하다 보면, 날개뼈와 팔 주변 근육이 자연스럽게 이완되면서 목과 어깨의 뻣뻣함이나 불편감이 조금씩 줄어든다.

날개뼈 위아래 으쓱 운동

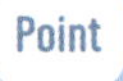
Point

불편하면 조금만 올려도 괜찮아요.
편안해지면 점점 동작을 크게!
마치 세수하듯 자연스럽게~

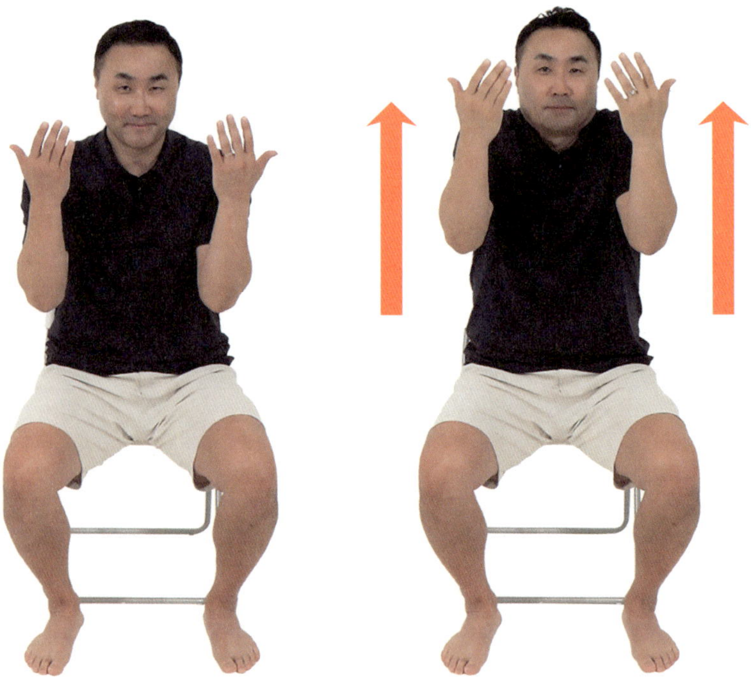

1 의자에 앉은 자세에서, 팔꿈치를 구부려 손바닥을 거울 보듯이 얼굴 앞으로 올린다.

2 어깨 윗부분이 목에 닿는 느낌으로 으쓱으쓱하며 날개뼈를 끌어올렸다가 내린다.
   10회 반복한다.

2단계
견갑 리듬 운동

팔을 옆으로 벌리는 범위를 조금씩 넓혀가는 게 목표다. 1단계 운동을 통해 날개뼈 주변이 어느 정도 풀렸다면, 이제는 움직임의 범위를 서서히 늘리는 데 집중해 보자. 어깨가 불편한 사람들이 특히 어려워하는 동작이다. 리듬 없이 억지로 움직이면 어깨에 부담이 커지고, 예전에 느꼈던 통증이 떠올라 몸이 움츠러들 수 있다. 처음에는 아주 작은 범위에서 리듬을 유지하며 부드럽게 반복하는 것이 중요하다.

날개뼈 지그재그 으쓱 운동

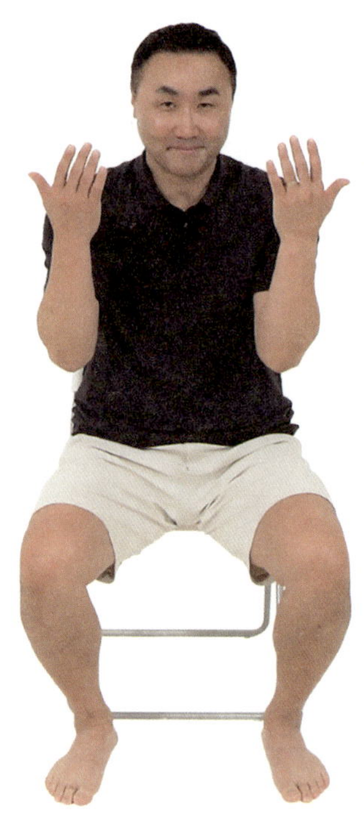

1 의자에 앉은 자세에서, 팔꿈치를 구부려 손바닥을 얼굴 앞으로 올린다.

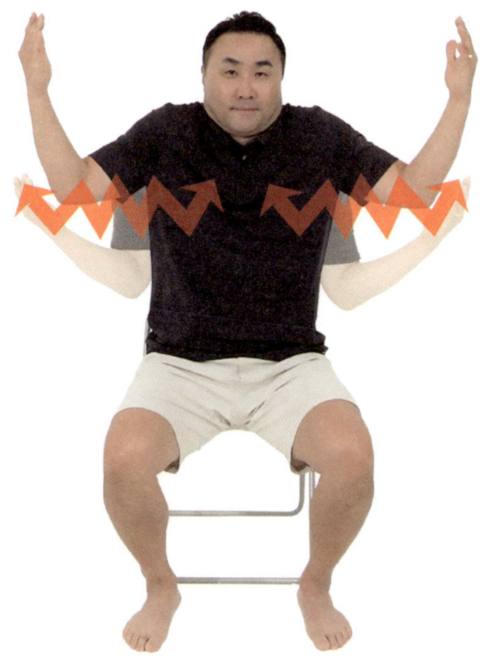

❷ 양팔을 좌우로 벌리며 날개뼈를 끌어 올렸다가 내리기를 지그재그로 반복한다. 안에
서 밖으로, 밖에서 안으로 돌아오면 1회, 10회 반복한다.

3단계
견갑 리듬 운동

1단계와 2단계 동작을 무리 없이 수행할 수 있다면, 이제는 어깨 관절, 즉 팔뼈와 견갑이 함께 전방위로 회전할 준비가 된 것이다. 양쪽 날개뼈를 위로 끌어올리듯 뽑아 올리고, 마치 큰 원을 그리듯 천천히 돌린다. 익숙해지면 한 쪽씩 번갈아 돌려보자. 움직임이 끊기지 않도록 리듬을 이어가며 부드럽게 회전하다 보면, 어깨의 긴장이 풀리고 통증이 눈에 띄게 줄어든다.

날개뼈 원 운동

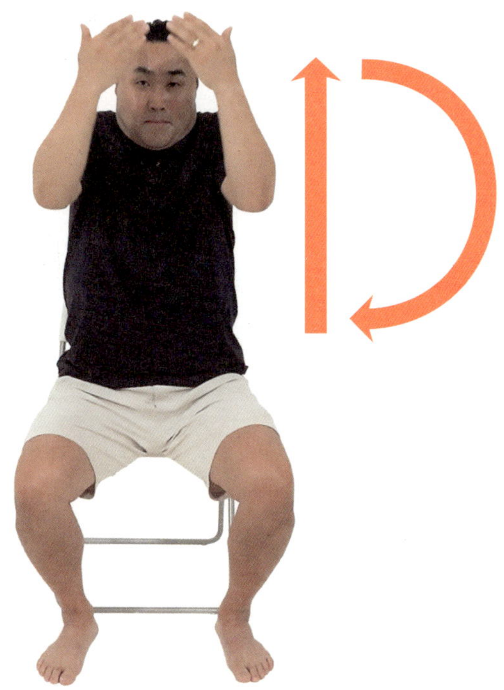

1 의자에 앉은 자세에서, 팔꿈치를 구부려 옆구리 옆에 둔다.

2 양쪽 날개뼈를 위로 뽑듯이 쭉 들어 올린 다음, 반원을 그리듯 아래로 내려놓는다. 10회 반복한다.

날개뼈를 쭉 끌어올리듯 뽑아주세요.
④ 수영하듯이 팔이 아닌 날개뼈로 앞으로 전진!

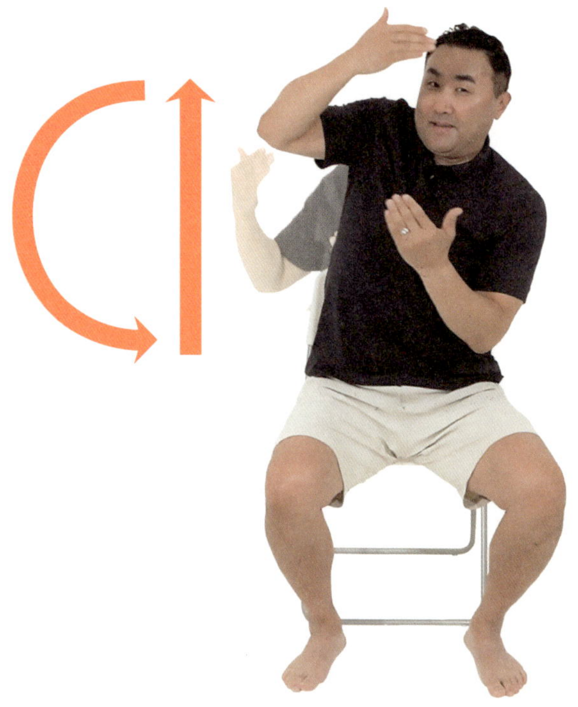

❸ 한쪽 날개뼈를 위로 뽑듯이 쭉 들어 올린 다음, 반원을 그리듯 아래로 내려놓는다. 반
   대쪽도 실시한다. 좌우 1회씩, 10회 반복한다.

❹ ③번과 반대 방향으로, 한쪽 날개뼈를 아래로 떨어뜨렸다가 쭉 끌어서 앞으로 가져
   온다. 반대쪽도 실시한다. 좌우 1회씩, 10회 반복한다.

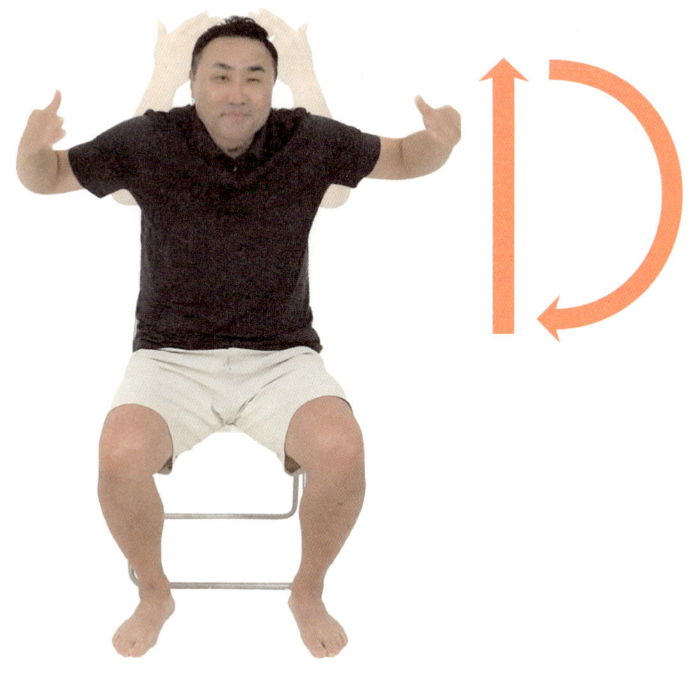

⑤ 몸통을 살짝 구부리며 양쪽 날개뼈를 위로 뽑듯이 쭉 들어 올린 다음, 아래로 내려놓는다. 10회 반복한다.

⑥ ⑤번과 반대 방향으로 날개뼈를 움직이며 앞으로 가져온다. 10회 반복한다.

허리
골반 리듬 회복 운동

허리의 만성 통증은
골반 리듬을 회복해야 한다

허리 긴장이 골반을 굳게 만든다

허리가 만성적으로 아픈 사람들은 허리를 항상 의식하게 된다. 무언가를 들거나 숙일 때면 '또 아플까?' 하는 불안감이 앞서고, 일상에서도 허리를 세우고 조이느라 늘 긴장 상태다. 바닥에 앉지 말라, 허리를 구부리지 말라, 앉을 때는 허리를 곧게 세워라…. 이런 수많은 지침은 오히려 몸의 자연스러운 리듬을 깨뜨린다. 그 결과 허리는 '움직이지 않는 부위' '항상 경계해야 할 부위'가 되어버린다.

문제는 이런 방어적인 움직임이 골반까지 굳게 만든다는 점이다. 정상적인 경우, 허리를 숙이면 골반은 뒤로 말리고(후방경사), 허리를 세우면 골반은 앞으로 기울어진다(전방경사). 즉, 골반과 척추는 움직일 때마다 서로 조율하는 리듬 관계에 있다. 그런데 허리를 너무 조이고 고정하면 골반이 제때 반응하지 못하고, 척추의 곡선도 무너지기 시작한다.

골반, 요추, 흉추의 흐름이 끊겼다는 신호

허리 건강을 위해서는 척추가 S자 곡선을 유지하는 것이 중요하다. 하지만 이 곡선은 고정된 자세가 아니라, 골반과 척추가 유연하게 조화를 이룰 때 비로소 살아나는 움직임의 곡선이다. 골반이 앞뒤로 미세하게 흔들리며 충격을 분산시키고, 허리와 엉덩이의 연결을 도와줄 때 척추는 편안한 S자 곡선을 그린다. 하지만 골반이 굳으면 척추의 특정 부위에 스트레스가 집중되고, 그 부위가 반복적으로 과사용되어 만성 통증 회로가 만들어진다. 오래 앉았다가 일어날 때 찌릿한 통증, 자세를 바꿀 때의 불편함은 골반, 요추, 흉추의 협응이 끊겼다는 신호다.

많은 사람이 골반을 단순히 엉덩이 부위 정도로 여기지만, 사실 척추와 다리를 연결하는 중심 구조다. 골반은 몸통 전체가 리듬 있게 움직일 수 있도록 조율해 주는 중요한 중간 관절이다. 걸을 때, 앉았다 일어날 때, 무언가를 들어 올릴 때, 골반이 아주 미세하게 움직이며 척추를 도와야 한다. 그래야 허리가 불필요한 힘을 쓰지 않고 자연스럽게 충격을 분산할 수 있다. 하지만 골반이 굳어 있거

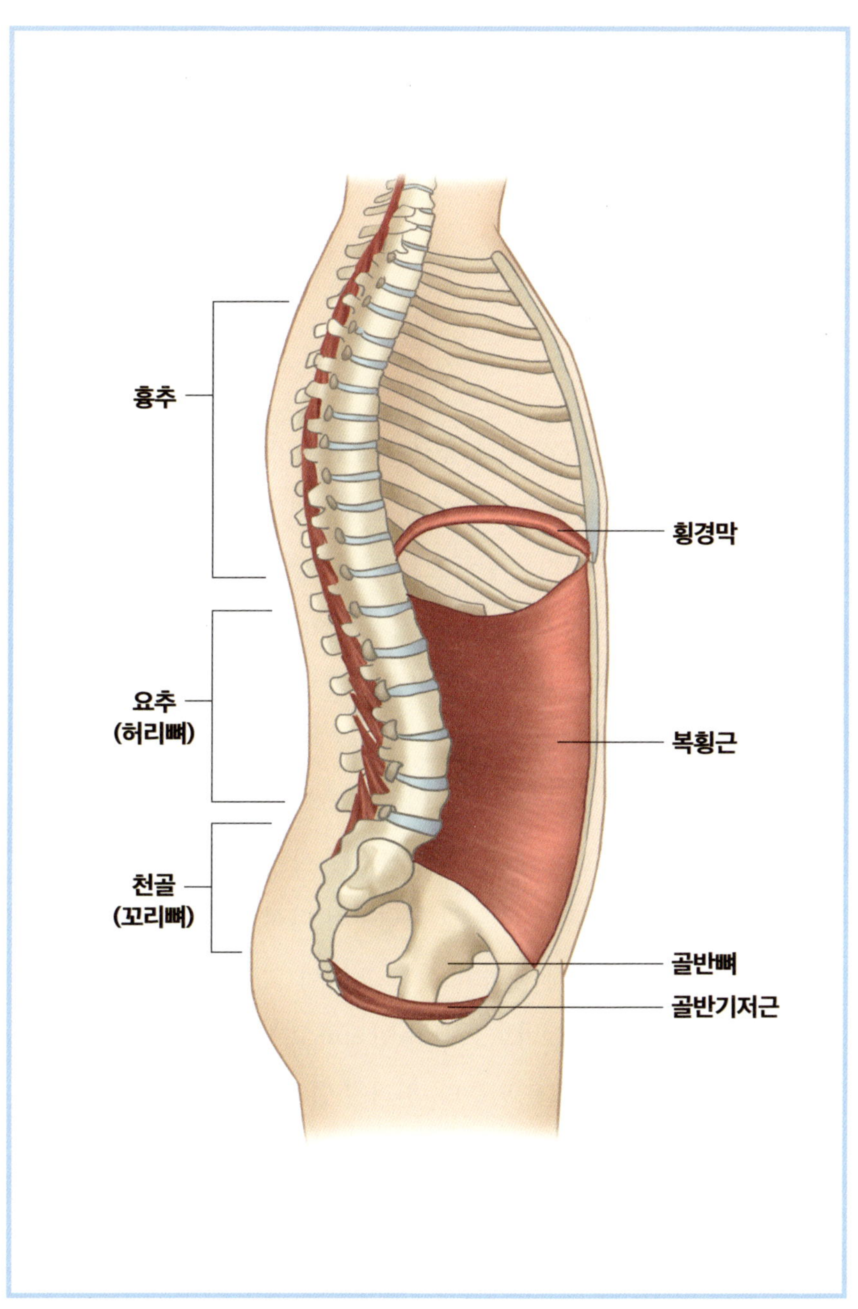

흉추
요추
(허리뼈)
천골
(꼬리뼈)
횡경막
복횡근
골반뼈
골반기저근

나 타이밍이 어긋나면, 허리는 늘 긴장 상태에 놓이고 주변 근육은 보상하느라 과도하게 수축한다. 이렇게 움직임의 리듬이 무너지면, 허리는 더 긴장하고 통증은 더 깊어진다.

경직된 방어 시스템을 멈춰야 한다

골반과 척추는 반드시 함께 움직여야 한다. 이 둘은 마치 피아노의 건반과 페달처럼, 한쪽이 반응하지 않으면 전체 흐름이 어색해지고 음이 깨진다. 허리를 단독으로 강화하거나 스트레칭하기 전에, 먼저 골반이 어떻게 반응하는지 살펴야 하는 이유다. 골반이 미세하게 흔들릴 수 있어야 척추가 자연스럽게 움직이고, 상체 전체의 리듬이 되살아난다.

만성 허리 통증은 단순히 근력이나 유연성의 문제가 아니다. 몸의 중심이 흔들리고, 흐름이 끊겼다는 신호다. 통증을 억지로 밀어내려 하기보다는 끊긴 움직임의 연결부터 다시 살피는 것이 중요하다. 골반이 부드럽게 움직이고, 그 리듬이 척추와 다리, 복부로 자연스럽게 이어질 때, 비로소 몸은 안심하고 긴장을 푼다. 신경계도 경직된 방어 시스템을 멈춘다. 허리 주변의 근육을 무조건 강화하는 게 아니라, 먼저 골반이 움직일 수 있는 여유를 만들어주자. 그리고 다시 리듬을 기억하게 만들어야 한다. 흐름이 살아야 긴장이 풀리고, 긴장이 풀려야 통증도 사라진다.

골반 리듬 운동이 필요하다

아래 증상이 자신에게 해당된다면,
지금 바로 '골반 리듬 회복 운동'을 시작해야 할 때다.

- ☐ 아침에 일어날 때 허리가 뻣뻣하고 잘 펴지지 않는다.
- ☐ 오래 앉아 있다가 일어날 때 허리가 '잠깐 접힌 것처럼' 굳는다.
- ☐ 허리를 굽힐 때보다 펼 때 통증이 더 심하다.
- ☐ 허리를 숙일 땐 괜찮은데, 다시 펴려 할 때 찌릿한 통증이 있다.
- ☐ 허리 통증이 엉덩이, 골반, 허벅지 뒤까지 퍼지는 느낌이다.
- ☐ 앉아 있으면 편한데, 서 있거나 오래 걸으면 허리가 더 아프다.
- ☐ 허리를 젖힐 때 요추보다 엉치나 꼬리뼈 쪽이 더 당기고 아프다.
- ☐ 골반이 한쪽으로 틀어진 느낌이 있고, 양쪽 바지 길이가 다르게 느껴진다.
- ☐ 계단을 오르거나 내려갈 때 허리에 통증이나 불안정함이 생긴다.
- ☐ 허리뿐 아니라 배와 옆구리까지 조이는 듯한 불편함이 있다.

☐ 다리 길이가 다르게 느껴지거나 한쪽 다리에 힘이 덜 들어간다.

☐ 허리를 뒤로 젖히는 동작이 거의 되지 않는다.

☐ 양쪽 엉덩이 중 한쪽만 지속적으로 묵직하게 아프다.

☐ 허리 아래에서 '딸깍' 소리가 나거나, 움직일 때 걸리는 느낌이 있다.

☐ 재채기나 기침만 해도 허리나 골반에 통증이 울린다.

☐ 허리 통증과 함께 다리가 저리거나 시리다.

☐ 허리를 숙이거나 비트는 동작에 따라 통증 부위가 바뀐다.

☐ 허리만 움직이려 해도 등이나 어깨까지 같이 긴장된다.

☐ 의식적으로 힘을 빼려고 해도 허리에 긴장이 남아 있다.

☐ 엉덩이 근육이 단단하게 굳어 있고, 좌골 부위가 눌리면 깊숙한 통증이 느껴진다.

☐ 허리를 무리하게 쓰지 않았는데도 만성적인 피로와 묵직한 통증이 지속된다.

☐ 반복적인 물리치료나 약물복용에도 통증이 뚜렷하게 개선되지 않는다.

☐ 요추 주변을 만졌을 때 감각이 무디거나 얼얼한 느낌이 있다.

- [ ] 앉았다 일어날 때 무릎보다 허리가 먼저 움직인다.

- [ ] 특정 동작 후 일시적으로 시원한 느낌이 있지만, 곧 다시 뻣뻣해진다.

- [ ] 허리를 숙일 때는 괜찮지만, 좌우로 돌리거나 젖히면 통증이 확 올라온다.

- [ ] 다리로 가는 신경이 눌리는 듯, 한쪽 종아리나 발끝이 간헐적으로 저리다.

- [ ] 서 있을 때 좌우 골반 높이가 다르거나, 체중이 한쪽으로 쏠리는 느낌이
있다.

허리

1단계 / 2단계 / 3단계

바른 동작을 위한
허리 리듬 운동법
QR 음성 가이드

1단계
허리 리듬 운동

허리 부위의 힘과 긴장을 풀어주는 1단계 이완 운동이다. 허리 주변이 부드럽게 풀리면 척추기립근의 긴장이 완화되고, 허리의 뻣뻣함과 불편감이 눈에 띄게 줄어든다. 무엇보다 중요한 건 통증 없이 자연스럽게 움직이는 것이다. 의자에 앉아 손을 다리 안쪽에 가볍게 대고, 천천히 복숭아뼈 방향으로 쓸어내리듯 내려갔다가 다시 올라온다. 이어서 다리 바깥쪽으로 쓸어내리듯 내려갔다가 올라온다.

복숭아뼈에 닿지 않아도 괜찮다. 통증이 없는 범위에서 종아리 정도까지만 내려가도 충분하다. 허리를 억지로 펴려 하지 말고, 자연스럽게 구부러지도록 둔다. 내려갈 때는 숨을 내쉬며 힘을 빼고, 부드럽게 흐르듯 움직인다. 이렇게 반복하다 보면 몸의 긴장이 풀리면서 허리가 한결 편안해진다.

다리 쓸어내리며
복숭아뼈 터치하기

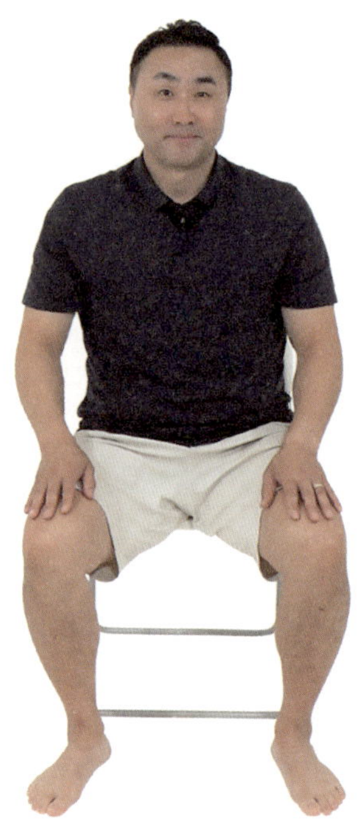

① 의자에 앉아 다리를 넓게 벌리고, 양손을 허벅지에 올린다.

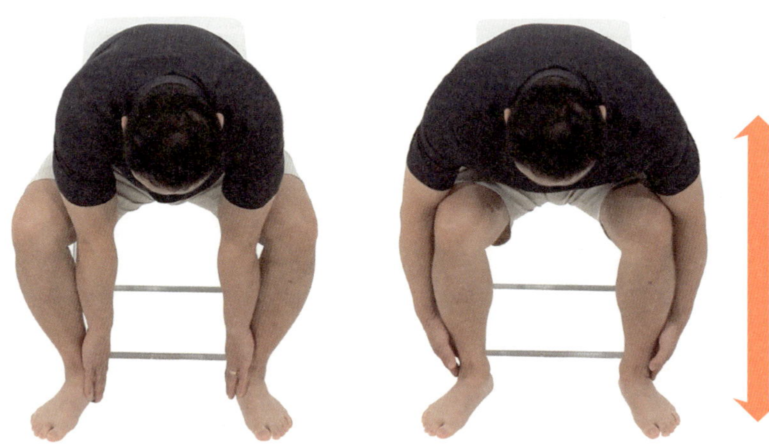

② 상체를 숙이며 손바닥으로 다리 안쪽을 쓸어 내려가서 복숭아뼈를 터치한 뒤, 다시 다리를 쓸어올리며 올라온다.

③ 동작이 끊어지지 않게 바로 다리 바깥쪽을 쓸어 내려가서 복숭아뼈를 터치한 뒤 올라온다. 안쪽, 바깥쪽 실시하면 1회, 10회 반복한다.

2단계
허리 리듬 운동

1단계에서 긴장이 풀렸다면, 이제 조금 더 적극적으로 허리의 가동성을 확장해 보자. 이 동작은 허리의 움직임을 회복시키고, 통증 없이 몸을 부드럽게 쓰는 감각을 되찾는 데 효과적이다. 의자에 앉은 자세에서 평소보다 다리를 약간 더 넓게 벌리고, 몸통을 천천히 앞으로 숙인다. 손바닥이 바닥을 터치하듯 내려갔다가 올라오면 된다. 마치 빨래를 헹구듯 손을 다리 사이로 넣었다 빼는 느낌으로 해보자.

처음에는 허리를 가볍게 구부렸다 펴는 정도로만 움직이고, 익숙해지면 점차 아래로 내려갔다가 올라오는 범위를 넓힌다. 리듬을 타듯 부드럽게 이어가는 것이 포인트다. 이 동작이 자연스럽게 이어질 정도가 되면, 이미 허리의 움직임에 대한 두려움이 줄었고 몸의 회복도 상당히 진행된 것이다.

앉아서 빨래 헹구기

Point

허리 뒷부분이 늘어나는 느낌이 들어요.
반대쪽 손은 허벅지를 짚고 편안하게~
힘 빼고, 하나~ 둘~ 리듬을 살려요.

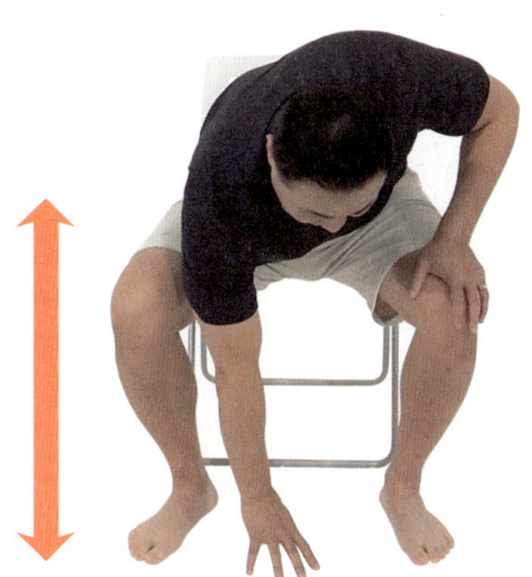

1 의자에 앉아 다리를 넓게 벌리고, 양손을 무릎 위에 올려놓는다.

2 상체를 숙이며 마치 빨래를 헹구듯, 한 손을 다리 사이로 바닥을 터치하듯 뻗었다 올라온다. 반대 손도 실시한다. 좌우 1회씩 10회 반복한다.

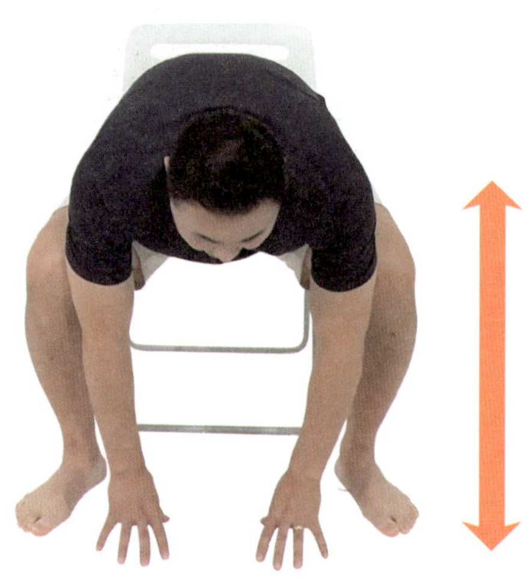

❸ 상체를 숙이며, 양손을 다리 사이로 바닥을 터치하듯 뻗었다 올라온다. 10회 반복한다.

3단계
허리 리듬 운동

허리가 불편한 사람에게는 허리를 돌리는 동작이 가장 어렵다. 2단계에서 허리를 숙이는 동작이 어느 정도 편해졌다면, 이제는 가볍게 회전해 보자. 디스코 음악에 맞춰 춤을 추듯, 손을 사선으로 찌르는 느낌으로 움직인다. 상체를 부드럽게 돌리며 손을 좌우로, 아래로, 위로 번갈아 찌른다. 처음에는 천천히, 움직임이 익숙해지면 리듬을 타듯 자연스럽게 이어간다. 이 동작이 편해지면 선 자세로 발전시켜 보자. 무릎을 충분히 구부려 양손으로 바닥을 터치하고 일어선다. 3단계까지 진행되면 허리를 구부려도 괜찮다는 자신감이 생기고, 불필요한 긴장이 풀리면서 통증과 불편감이 뚜렷하게 줄어든다.

상체 회전하며
사선으로 손 찌르기

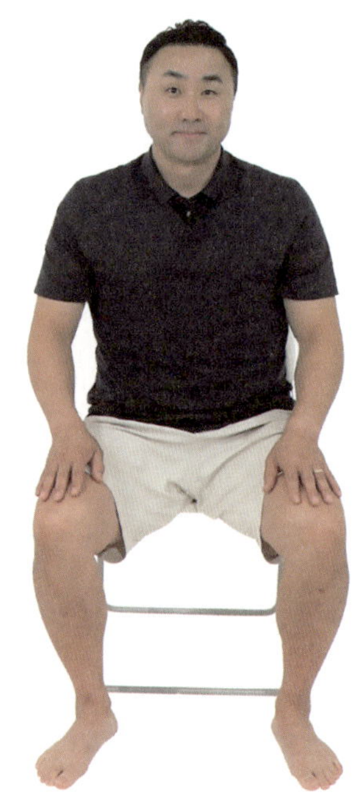

1 의자에 앉아 다리를 넓게 벌린다.

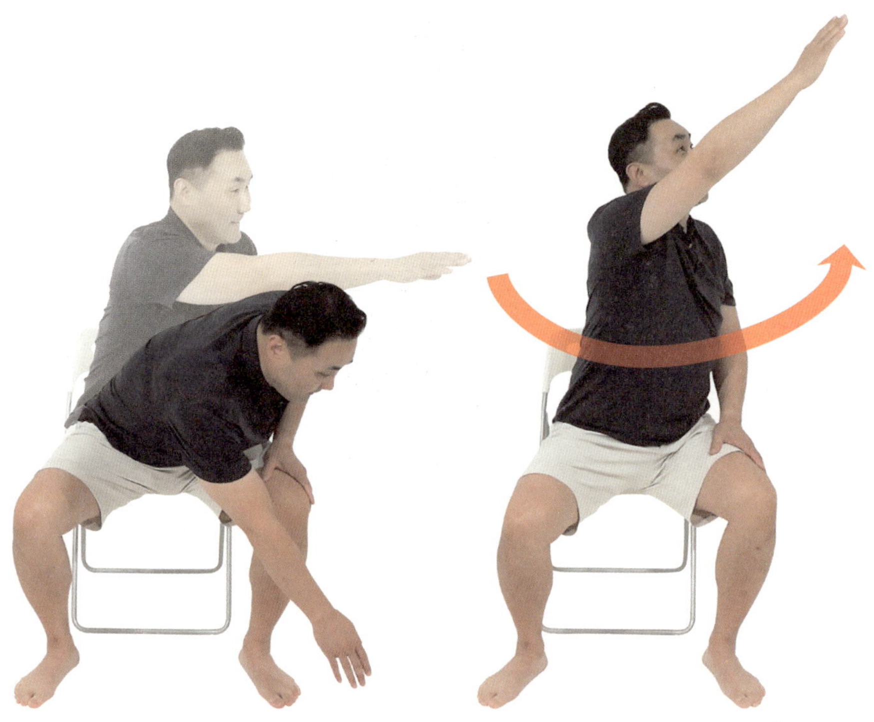

② 상체를 회전하며 손을 반대쪽으로 뻗어 찌른다. 가운데→아래→위 방향으로 범위를 넓혀가며 좌우 번갈아 찌른다. 통증이 없는 범위 안에서 실시한다. 가운데-아래-위 좌우 1회씩 10회 반복한다

서서 무릎 구부리며
바닥 터치하기

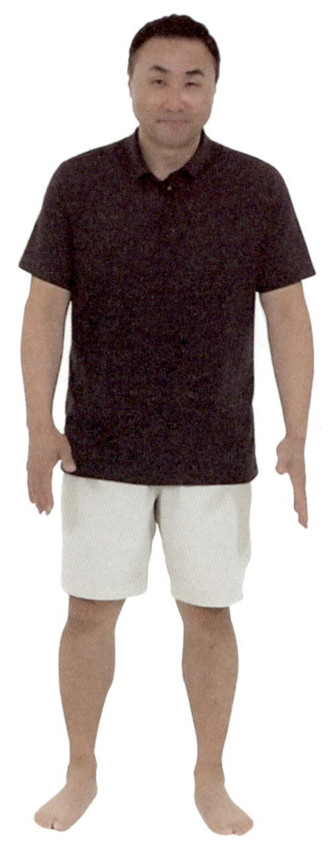

1 다리를 골반 너비로 벌리고 편하게 선다.

허리를 억지로 펴려고 하지 마세요.
무릎을 충분히 구부리세요.

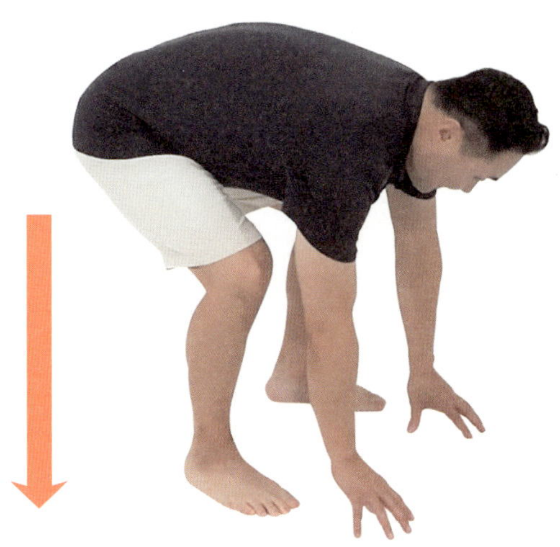

❷ 무릎을 충분히 구부리며 두 손으로 바닥을 터치한다. 이때 허리, 고관절, 무릎은 자연
스럽게 굽혀진다. 터치하고 일어서면 1회, 10회 반복한다.

골반

1단계 / 2단계 / 3단계

바른 동작을 위한
골반 리듬 운동법
QR 음성 가이드

1단계
골반 리듬 운동

허리가 아픈 사람은 골반에도 불편함을 함께 느끼는 경우가 많다. 따라서 허리와 골반의 긴장을 동시에 완화하는 것이 중요하다. 의자에 앉은 자세에서 오뚝이 장난감이 앞뒤로 움직이는 동작을 떠올려보자. 의자 앞쪽에 앉아 골반을 뒤로 눌러 등받이에 가볍게 기댔다가, 다시 살짝 고개만 들어 올린다. 골반을 의식하지 않아도 부드러운 움직임이 자연스럽게 회복되면서 허리와 골반의 긴장이 함께 풀린다. 크게 움직이려고 애쓰기보다 작고 편안한 범위에서 리듬을 유지하는 것이 핵심이다.

앞뒤로 오뚝이 운동

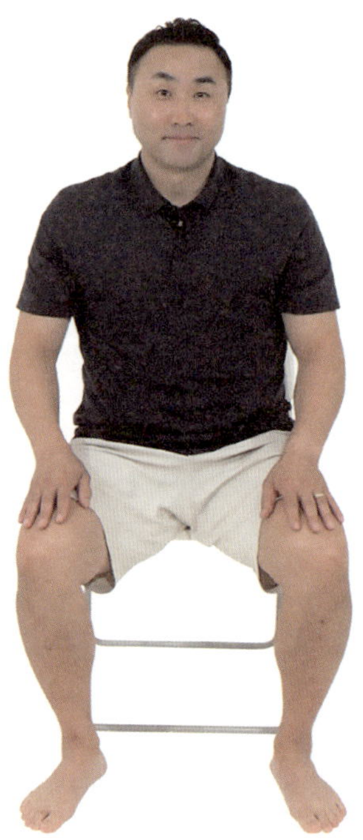

❶ 의자 앞쪽에 앉아 양다리를 골반 너비보다 넓게 벌린다. 양손은 허벅지 위에 올려놓는다.

오뚝이가 왔다 갔다 하듯 리듬을 만드세요.
골반을 뉘었다, 세웠다, 뉘었다, 세웠다~

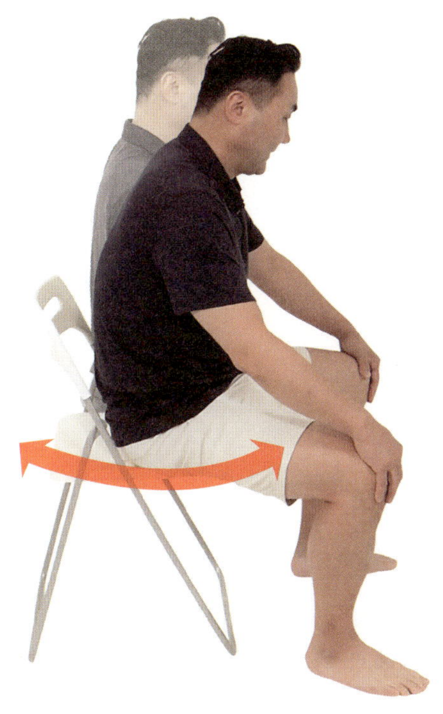

❷ 골반을 앞뒤로 굴리며 상체를 부드럽게 움직인다. 10회 반복한다.

2단계
골반 리듬 운동

이번에는 양옆으로 골반을 움직여보자. 마치 시계추가 좌우로 흔들리듯, 오뚝이가 좌우로 까딱거리듯 가볍게 움직인다. 좌우로 움직이다 보면 자연스럽게 엉덩이와 발뒤꿈치가 살짝 들리는데, 일부러 들어 올릴 필요는 없다. 몸 전체가 좌우로 이동하면서 자연스럽게 뜨는 느낌이면 충분하다. 이렇게 부드럽게 움직이다 보면, 허리 아래쪽과 골반 주변 근육의 긴장이 한층 더 풀리고 몸 전체가 훨씬 가벼워진다. 움직임의 범위를 조금씩 넓혀가며 자신만의 자연스러운 리듬을 만들어보자.

좌우로 오뚝이 운동

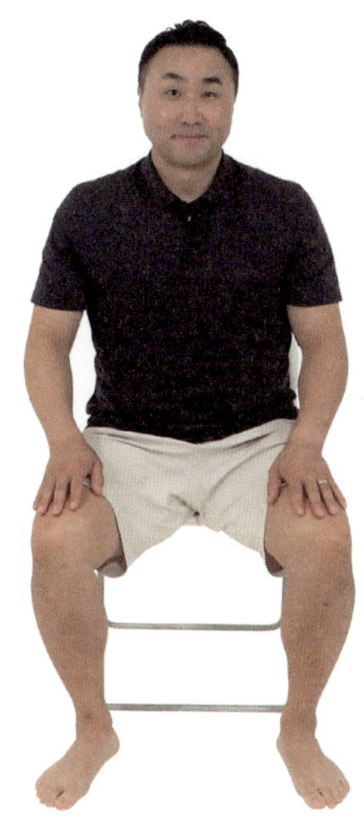

❶ 의자 앞쪽에 앉아 양다리를 골반 너비보다 넓게 벌린다. 양손은 허벅지 위에 올려놓는다.

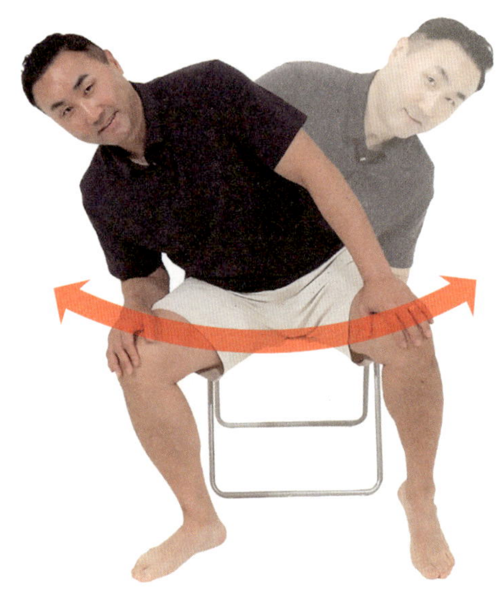

② 골반을 좌우로 굴리며 상체를 부드럽게 움직인다. 범위가 커질수록 엉덩이와 발뒤꿈치가 자연스럽게 들린다. 10회 반복한다.

3단계
골반 리듬 운동

1단계와 2단계 운동으로 허리와 골반의 움직임이 어느 정도 부드러워졌다면, 이제 척추의 움직임을 더해보자. 앞뒤로 움직이는 골반의 리듬에 맞춰 몸통과 목까지 함께 연결해 움직인 뒤, 가장 난도가 높은 회전 동작으로 넘어간다. 상체로 원을 그리듯 서클을 만들면, 골반이 좌우로만 움직이는 것이 아니라 동서남북으로 회전하듯 부드럽게 돌게 된다.

서클의 범위가 점점 커질수록 골반과 어깨가 함께 연동되며 상체 전체의 움직임이 자연스러워진다. 처음에는 어색하고 잘 돌아가지 않을 수 있지만, 반복할수록 몸의 흐름이 익숙해지고 움직임이 부드러워진다. 이렇게 3단계까지 마무리하면 허리와 골반의 뻣뻣함이 풀리고, 깊은 이완감이 느껴질 것이다.

골반/척추 함께 오뚝이 운동

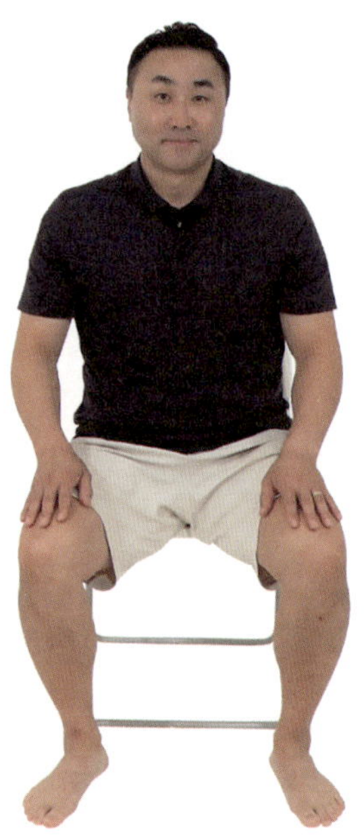

❶ 의자 앞쪽에 앉아 양다리를 골반 너비보다 넓게 벌린다. 양손은 허벅지 위에 올려놓는다.

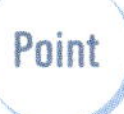

골반만 움직이지 말고 상체 전체를 함께!

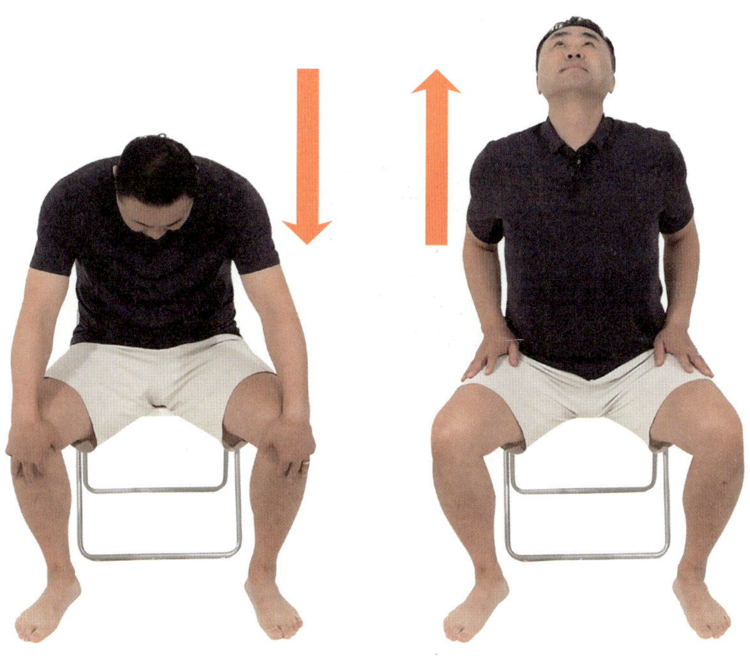

❷ 골반을 눕히며 상체를 둥그렇게 말아 뒷면을 늘려주고, 고개를 들며 골반을 세운다.
10회 반복한다.

원 그리며 오뚝이 운동

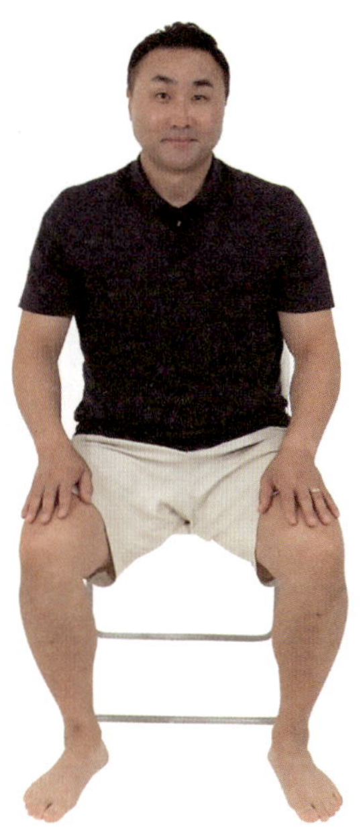

❶ 의자 앞쪽에 앉아 양다리를 골반 너비보다 넓게 벌린다. 양손은 허벅지 위에 올려놓는다.

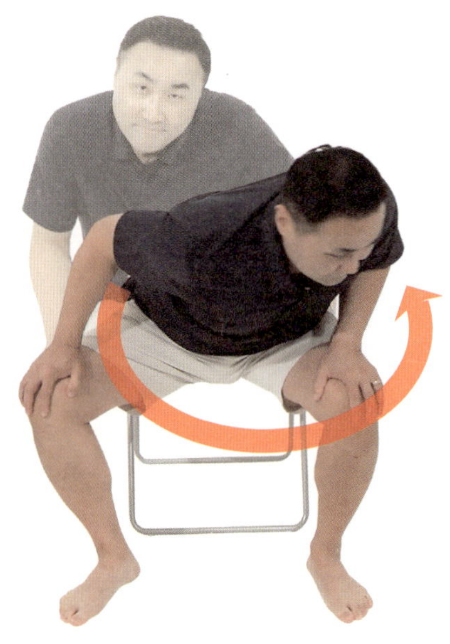

❷ 골반을 원 모양으로 굴린다. 이때 허리와 척추, 어깨도 골반과 함께 자연스럽게 돌아
가도록 한다. 한쪽 방향으로 10회, 반대 방향으로 10회 반복한다.

엉덩이

고관절 리듬 회복 운동

엉덩이 통증은 고관절 리듬이 무너졌다는 신호다

통증을 피하려는 움직임이 문제다

엉덩이 통증은 단순한 근육통이나 자세 문제로만 설명되지 않는다. 유독 오래 가고, 움직일 때마다 다시 아프다면, 고관절 리듬이 붕괴됐을 가능성이 높다. 엉덩이 통증은 겉으로 보기엔 단순한 좌골신경통처럼 보이거나, MRI 상으로는 디스크 탈출이 살짝 보이는 경우도 많다. 그래서 병원에서는 흔히 디스크 문제로 진단하고, 주사나 물리치료, 운동처방을 권하기도 한다. 하지만 치료를 받아도 반복적으로 통증이 되살아나고, 오히려 더 심해졌다고 호소하는 사람이 많다. 통증의 진짜 원인이 구조의 손상보다, 그 통증을 피하려는 움직임에 있기 때문이다.

고관절은 어깨처럼 소켓형 관절이지만, 어깨 관절보다 훨씬 깊고 무게를 지탱하는 구조다. 고관절은 혼자 움직이지 않는다. 다리가 먼저 움직이고, 그 움직임에 골반과 요추가 순서대로 반응하는 식이다. 고관절-골반-요추, 이 세 가지 구조가 함께 만들어내는 순서와 협응이 바로 고관절 리듬이다. 그런데 만성 통증이 있는 사람들은 대부분 이 흐름이 깨져 있다. 허리를 고정하고 골반을 굳힌 채 다리만 억지로 들어 올리거나, 반대로 허리를 먼저 움직인 뒤 다리를 끌고 가는 식의 왜곡된 패턴이 반복된다. 이 리듬의 붕괴가 바로 회복되지 않는 엉덩이 통증의 본질이다.

엉덩이 근육 운동이 오히려 통증을 부른다

문제는 근육이 약하거나 유연성이 부족해서가 아니다. 리듬이 깨졌기 때문에 움직일 때마다 특정 부위가 과도한 부담을 짊어지고, 그 결과 통증으로 터져 나오는 것이다. 고관절 리듬이 무너지면 엉덩이가 먼저 반응한다. 좌골이 당기고 찌릿한 감각이 생기며, 엉덩이 깊숙한 근육들에 압박감이 생긴다. 통증이 반복되면 몸은 더 경직되고, 다시 리듬은 더욱 망가진다. 그렇게 통증은 점점 넓게 퍼지고, 쉽게 사라지지 않는다.

이때 대부분의 사람들은 엉덩이 근육 강화에 집중한다. 힙 브릿지, 스쿼트, 힙 어브덕션 등 다양한 운동으로 엉덩이를 단련하

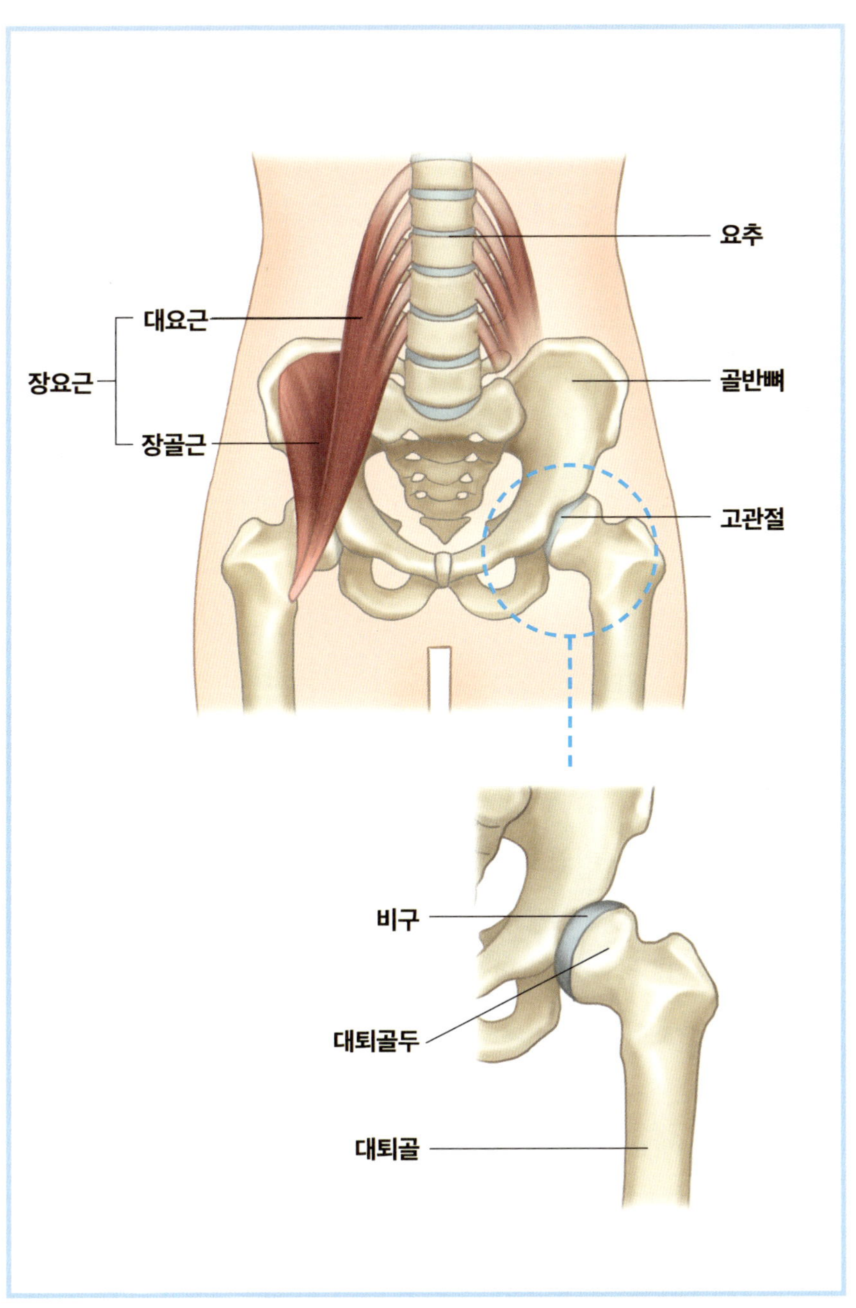

요추
대요근
장요근
장골근
골반뼈
고관절
비구
대퇴골두
대퇴골

려 한다. 장요근이나 햄스트링 스트레칭을 병행하며 고관절 가동성을 늘리는 운동을 반복한다. 하지만 이렇게 해도 통증이 나아지지 않는 경우가 많다. 이유는 간단하다. '움직임의 리듬'이 돌아오지 않았기 때문이다. 무너진 리듬 위에 이런저런 강화 운동이나 스트레칭을 얹으면, 오히려 왜곡된 움직임 패턴만 더 강화된다. 결국 통증은 더 깊어진다.

작고 안전한 리듬이 회복의 시작

엉덩이 통증은 몸의 흐름이 무너졌다는 신호다. 단지 엉덩이 근육의 문제도, 자세의 문제도 아니다. 움직임의 협응이 사라지고 리듬이 무너졌기 때문에, 통증은 반복된다. 고관절, 골반, 요추 중 어느 한 축이라도 흐름이 끊기면, 전체 협응이 깨지고 만성 통증으로 이어진다. 이 상태에서는 어떤 스트레칭도, 어떤 강화 운동도 효과가 없다.

회복은 거창한 동작에서 시작되지 않는다. 오히려 아주 작고 단순한 움직임, '흔들림'에서 시작된다. 고관절을 살랑살랑 흔들어야 한다. 작은 스윙을 통해 다리, 골반, 척추가 다시 연결되는 흐름을 반복적으로 몸에 새겨야 한다. 다리가 먼저 움직이고 골반이 반응하며, 척추가 따라가는 순서를 몸이 다시 기억해야 한다. 그 리듬 속에서 신경계는 '이건 괜찮아' '이건 위험하지 않아'라고 인식한다. 그때야 통증의 경보 시스템이 멈춘다.

고관절 리듬 운동이 필요하다

아래 증상이 자신에게 해당된다면,
지금 바로 '고관절 리듬 회복 운동'을 시작해야 할 때다.

- ☐ 한쪽 엉덩이가 묵직하게 아프고, 앉아 있을수록 통증이 심해진다.

- ☐ 의자에 오래 앉아 있으면 좌골 부위가 쑤시고 저린다.

- ☐ 계단을 오르거나 내릴 때, 엉덩이 바깥쪽 또는 사타구니 쪽이 아프다.

- ☐ 오래 서 있거나 걸으면 고관절 앞쪽이 조이는 듯 답답하다.

- ☐ 다리를 옆으로 벌릴 때보다 뒤로 뻗을 때 통증이 더 심하다.

- ☐ 걸을 때 골반이 한쪽으로 기우는 느낌이 들고, 걸음걸이가 어색하다.

- ☐ 무릎이 안으로 말리거나, 발끝이 바깥으로 향하며 걷는 버릇이 생겼다.

- ☐ 다리를 꼬는 자세가 익숙하고 더 편하다.

- ☐ 다리를 들어 올릴 때 허벅지보다 고관절 앞쪽이 먼저 당기고 불편하다.

- ☐ 앉았다 일어날 때 엉덩이 근육이 단단히 굳어 잘 펴지지 않는다.

☐ 다리를 옆으로 벌릴 때 통증보다 불균형한 느낌과 긴장이 먼저 온다.

☐ 걷거나 일어날 때 고관절이 '뚝' 소리를 내며 빠지는 느낌이 든다.

☐ 한쪽 엉덩이만 유독 무겁고, 몸이 그쪽으로 쏠리는 느낌이다.

☐ 엉덩이나 허벅지 바깥쪽을 누르면 깊은 통증이 퍼진다.

☐ 허벅지 뒤쪽(햄스트링)이 늘 뻣뻣하고, 스트레칭해도 시원하지 않다.

☐ 양반다리나 다리 모으는 동작이 불편하거나 통증으로 아예 불가능하다.

☐ 몸통을 돌릴 때 골반과 엉덩이도 같이 움직인다. 몸통과 골반이 분리가 잘되지 않는다.

☐ 한 다리를 들면 중심 잡기 어렵다.

☐ 허벅지 안쪽 또는 바깥쪽에 타는 듯한 통증이나 저릿한 느낌이 있다.

☐ 걷거나 움직이다가 고관절이 '빠질 것 같다'는 불안감이 든다.

☐ 고관절 앞쪽, 사타구니 쪽을 누르면 날카로운 통증이 느껴진다.

☐ 한쪽 다리의 '중심 축'이 흔들리고, 체중을 실을 때 불안정하다.

☐ 다리를 돌릴 때 고관절 부위가 걸리는 듯한 느낌이 있고 뻐근하다.

☐ 특정 동작 후 잠깐 시원했다가 금세 다시 묵직해진다.

☐ 움직임이 부자연스럽고, '다리 전체가 따로 노는 느낌'이 든다.

☐ 고관절이 뻣뻣하면 허리와 무릎까지 같이 긴장되고 통증이 퍼진다.

☐ 허벅지부터 발끝까지 불규칙한 저림이나 감각 저하가 있다.

☐ 스트레칭이나 마사지를 해도 긴장이 풀리지 않는다.

☐ 다리를 뒤로 뻗거나 벌리는 동작에서 유난히 통증과 제한이 느껴진다.

☐ 누워서 다리를 드는 동작에서 한쪽 다리가 무겁고 버겁다.

고관절

바른 동작을 위한
고관절 리듬 운동법
QR 음성 가이드

1단계
고관절 리듬 운동

예전에 부상을 입었거나 오랜 시간 앉아 있었던 사람들, 혹은 잘못된 자세나 운동 습관으로 고관절에 통증이 생긴 사람들은 의자에서 일어날 때 '딱딱' 소리가 나거나, 뭔가 부딪히는 듯한 불편함을 느끼곤 한다. 1단계에서는 통증 없이 자연스럽게 움직이는 것이 가장 중요하다. 무리하지 말고 가볍게 실시해, 고관절의 불편함을 조금 풀어주는 정도로 진행하자. 이렇게 1단계만 꾸준히 해도 고관절의 과도한 긴장과 힘이 풀리면서 움직임이 한결 편안해진다.

무릎 좌우로 흔들기

Point

작게 흔들어도 OK, 범위는 중요하지 않아요.
편안하게 하나~ 둘, 하나~ 둘!

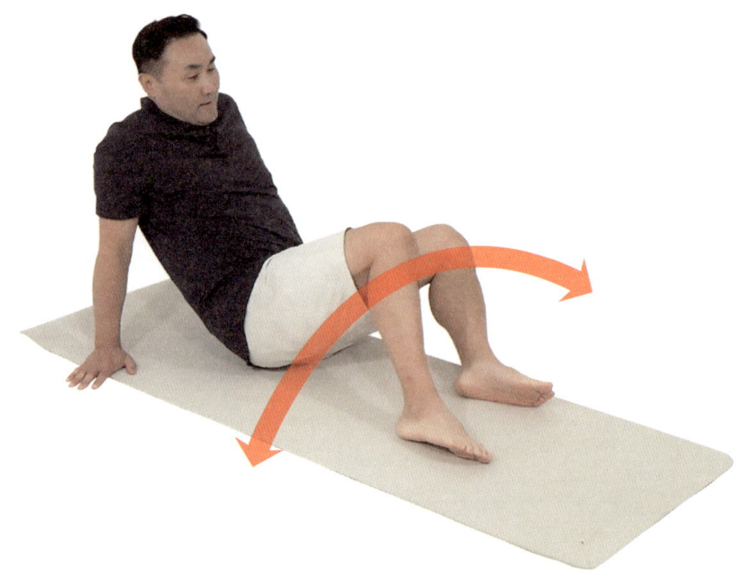

① 바닥에 앉아 양손을 엉덩이 뒤쪽에 짚는다. 양발은 골반 너비보다 넓게 벌리고 무릎을 세운다.

② 엉덩이가 바닥에서 뜨지 않을 만큼만, 무릎을 좌우로 살랑살랑 흔들어준다. 좌우 1회씩 10회 반복한다.

한 발 들었다 내리기

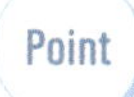

Point

무리하지 마세요! 조금만 올려도 좋아요.

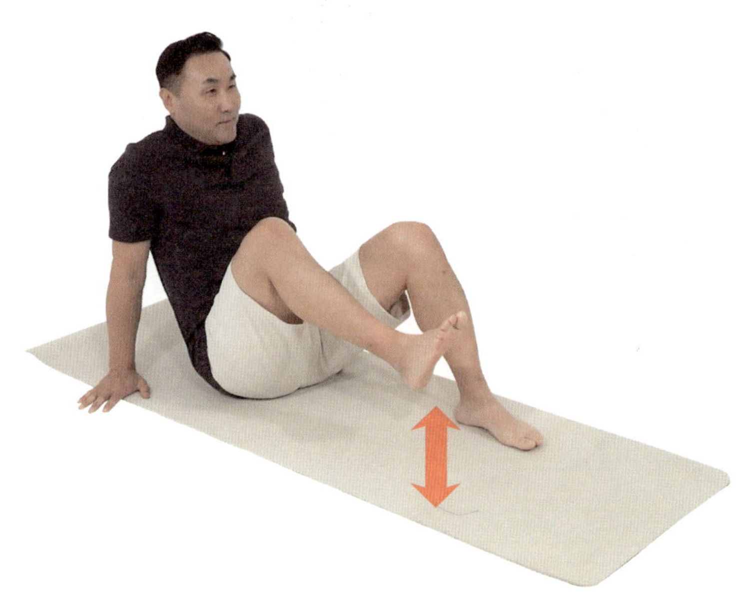

1. 바닥에 앉아 양손을 엉덩이 뒤쪽에 짚는다. 양발은 골반 너비보다 넓게 벌리고 무릎을 세운다.

2. 한쪽 발을 들어 올렸다 내린다. 10회 반복한 후, 반대쪽도 10회 실시한다.

무릎으로 원 그리기

Point

힘을 빼야 원이 잘 그려져요.
힘들면 다리를 내렸다가 다시 올려도 돼요.

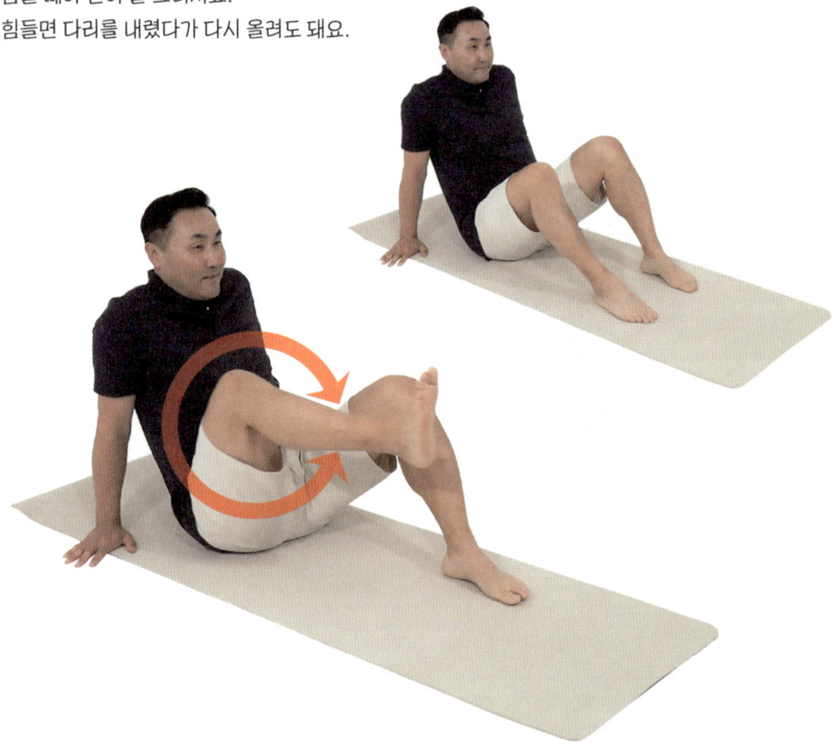

❶ 바닥에 앉아 양손을 엉덩이 뒤쪽에 짚는다. 양발은 골반 너비보다 넓게 벌리고 무릎을 세운다.

❷ 한쪽 발을 들어 올린 뒤, 무릎으로 원을 그린다. 안쪽 방향 10회, 바깥쪽 방향 10회 반복한다. 반대쪽 다리도 실시한다.

2단계
고관절 리듬 운동

1단계를 통해 고관절의 긴장이 어느 정도 풀렸다면, 이제는 조금 더 적극적으로 고관절의 움직임을 만들어보자. 2단계에서는 무릎을 꿇은 네발 기기 자세에서 중심을 앞뒤로 옮기며 고관절을 부드럽게 움직인다. 이때 억지로 허리를 펴려 하지 말고, 척추와 골반이 함께 자연스럽게 흐르듯 움직이게 둔다. 점차 양손을 조금 더 넓게 벌린 뒤, 앞뒤로 중심 이동의 범위를 넓힌다. 이 세 가지 동작을 리듬감 있게 이어서 반복하면, 고관절 앞과 옆의 긴장된 근육이 풀리면서 안정성이 향상되고, 고관절의 움직임이 훨씬 부드러워진다. 동작이 끊어지지 않도록 리듬을 유지하며 자연스럽게 이어가는 것이 핵심이다.

네발 기기에서 중심 이동 1

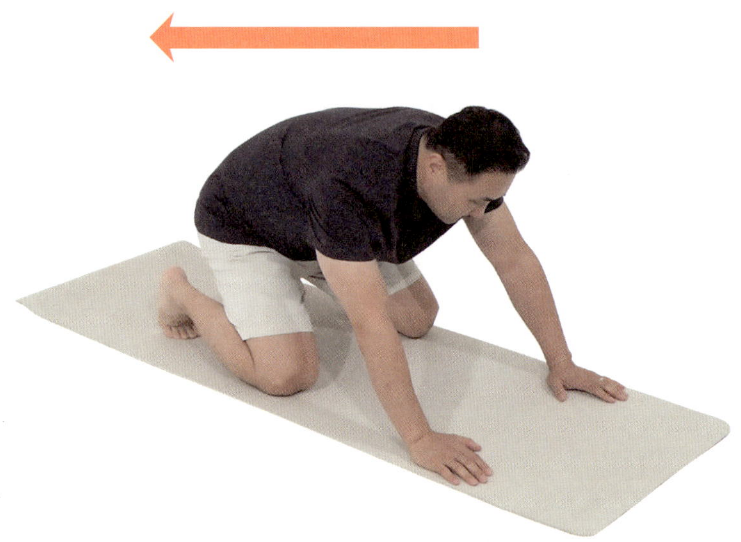

❶ 양손은 어깨너비, 양 무릎은 골반 너비로 벌려 네발 기기 자세를 취한다. 이때 발가락
은 세운다.

❷ 엉덩이를 뒤로 밀며 중심을 이동한다.

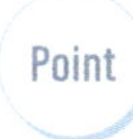

허리를 일부러 펴려 하지 말고, 중심만 이동하세요.

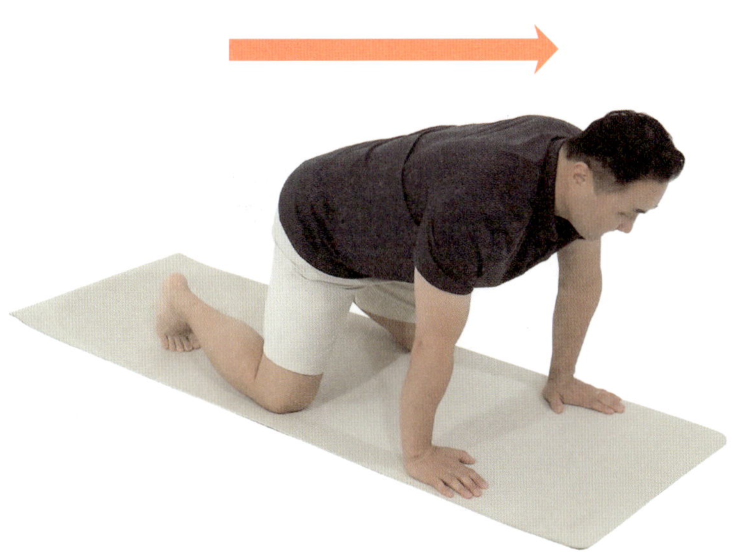

③ 다시 제 자리로 돌아온다. 중심을 뒤로-제자리로 이동 1회, 10회 반복한다.

네발 기기에서 중심 이동 2

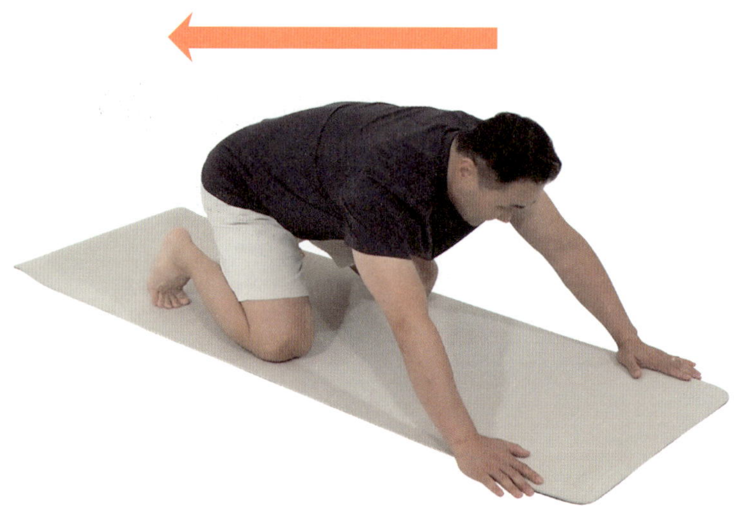

❶ 양손은 어깨너비, 양 무릎은 골반 너비로 벌려 네발 기기 자세를 취한 후, 양손을 한 뼘 정도 더 넓게 벌린다. 이때 발가락은 세운다.

❷ 엉덩이를 뒤로 밀며 중심을 이동한다.

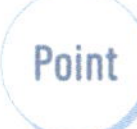

고관절이 바닥에 닿지 않아도 OK!

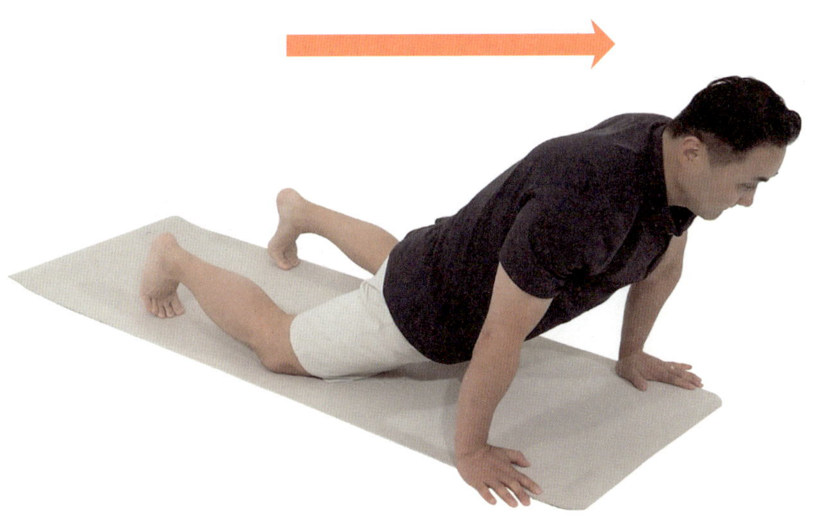

❸ 그대로 상체를 앞으로 밀며 앞쪽 고관절을 편다. 중심을 뒤로-앞으로 이동 1회, 10회
반복한다.

엎드려서 한 발씩 접기

Point

리듬감 유지하면서 하나~ 둘~

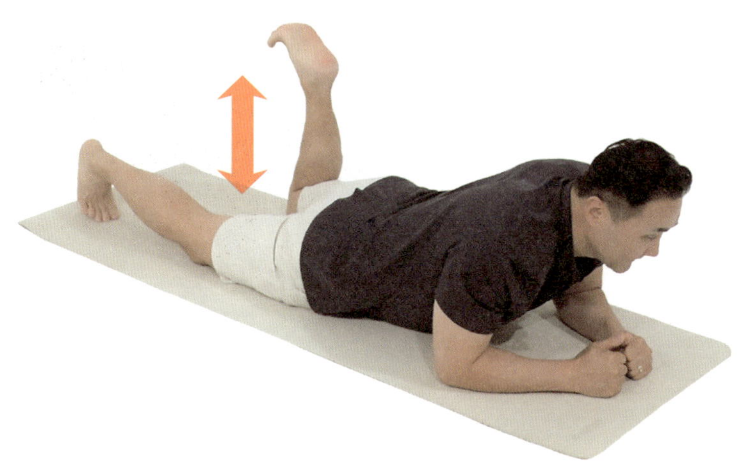

1. 바닥에 엎드려 양 팔꿈치를 접어 상체를 세운다. 두 다리는 골반 너비로 벌리고, 발끝을 세운다.
2. 양쪽 다리를 번갈아 가며 뒤로 접듯이 발을 찬다. 좌우 1회씩 10회 반복한다.

3단계
고관절 리듬 운동

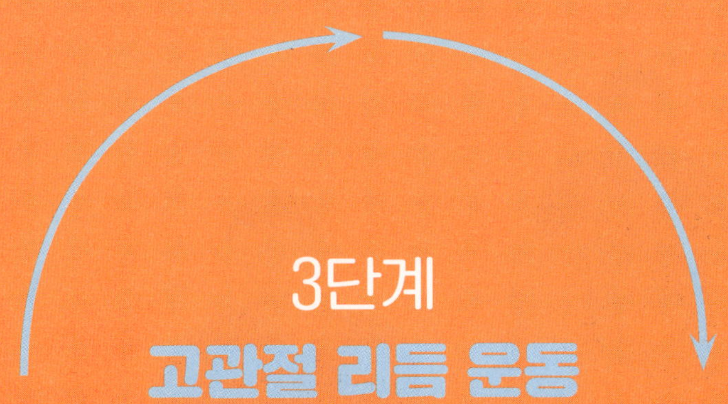

3단계는 난도를 조금 더 높여 기능적인 움직임을 통해 통증과 불편함을 근본적으로 개선하는 것을 목표로 한다. 먼저 왼쪽과 오른쪽 다리를 번갈아 제기차기하듯 가볍게 움직여보자. 발목, 무릎, 고관절, 허리, 등까지 함께 사용하는 전신 운동으로, 몸 전체의 협응력을 높이는 데 효과적이다.

이어서 다리를 어깨너비보다 조금 넓게 벌리고 리듬감 있게 스쿼트를 실시한다. 내려가는 깊이는 30센티미터 정도면 충분하다. 깊게 앉으려 하기보다 부담 없이 편안하게 움직이는 것이 중요하다. 마지막에는 팔을 좌우로 털며 스쿼트를 반복해 보자. 바운스를 주어 탄력 있게, 약간 빠른 리듬으로 이어가는 것이 포인트다.

다리 접어 제기차기

Point

발은 높이 들지 않아도 괜찮아요.

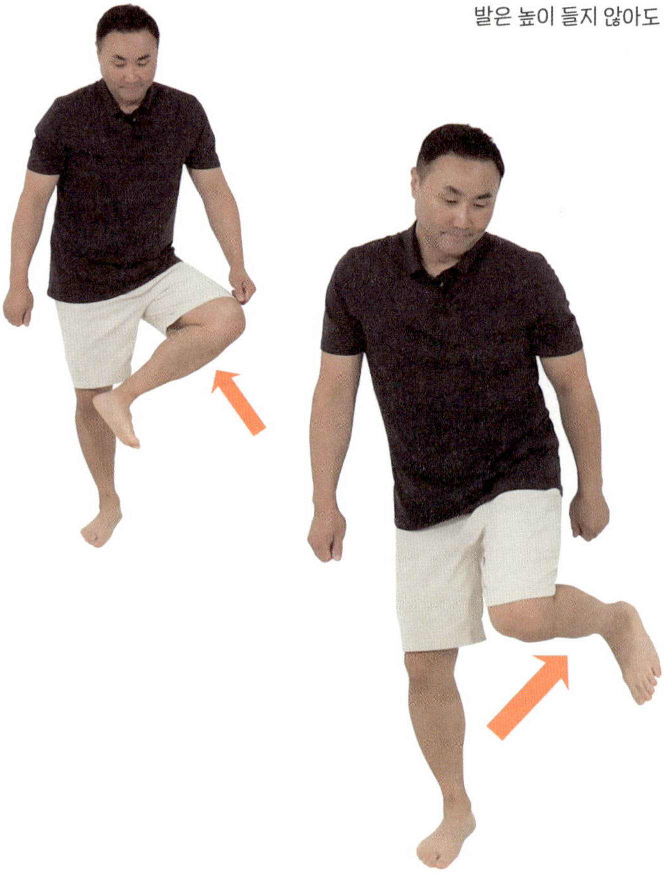

1. 다리를 골반 너비로 편안하게 벌리고 서서, 양손은 허리를 짚는다.
2. 제기차기하듯, 한쪽 다리를 안쪽으로 접는다.
3. 이어서 다리를 바깥쪽으로 접으며 찬다. 안쪽-바깥쪽으로 10회 반복한다.
4. 반대쪽 다리도 같은 방법으로 실시한다. 10회 반복한다.

(Plus)

상체까지 구부리면서 전신을 다 사용해
제기차기를 해보자.

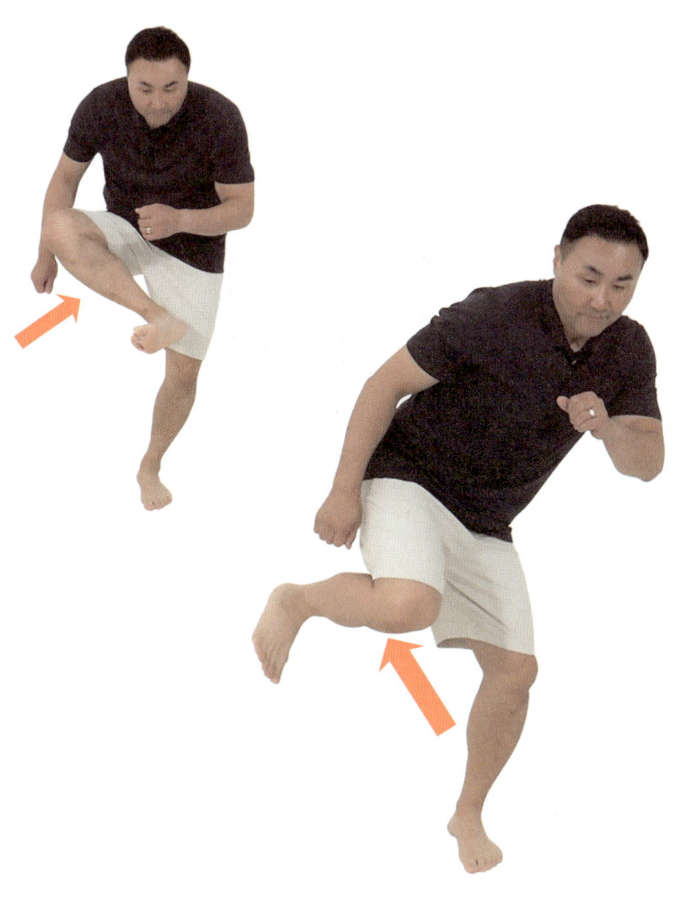

다리 넓게 벌리고 스쿼트

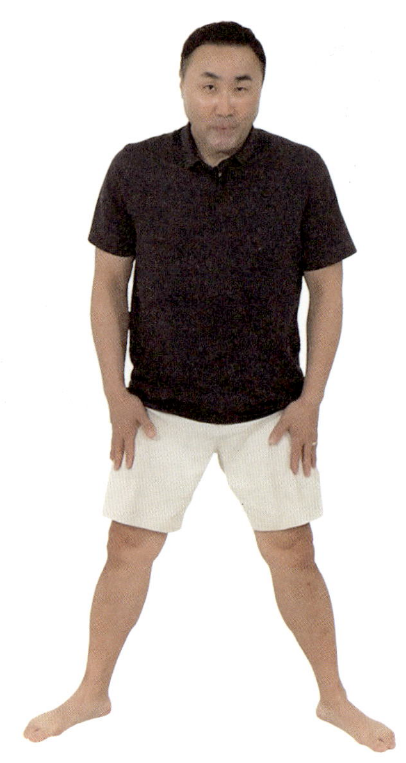

① 양발을 어깨너비보다 넓게 벌리고 선다. 이때 발끝은 자연스럽게 바깥쪽을 향한다.

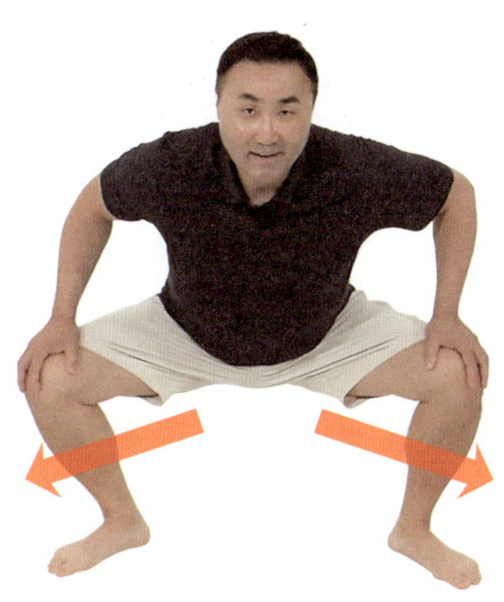

❷ 무릎을 옆으로 벌리며 앉았다 일어선다. 이때 양손은 허벅지 위에 올려두고 허벅지
를 쓰다듬듯 움직인다. 10회 반복한다.

팔 좌우로 털며 스쿼트

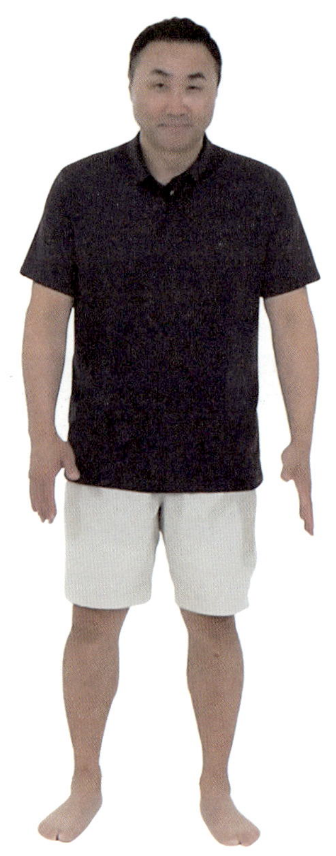

① 두 다리를 편안하게 벌리고 선다.

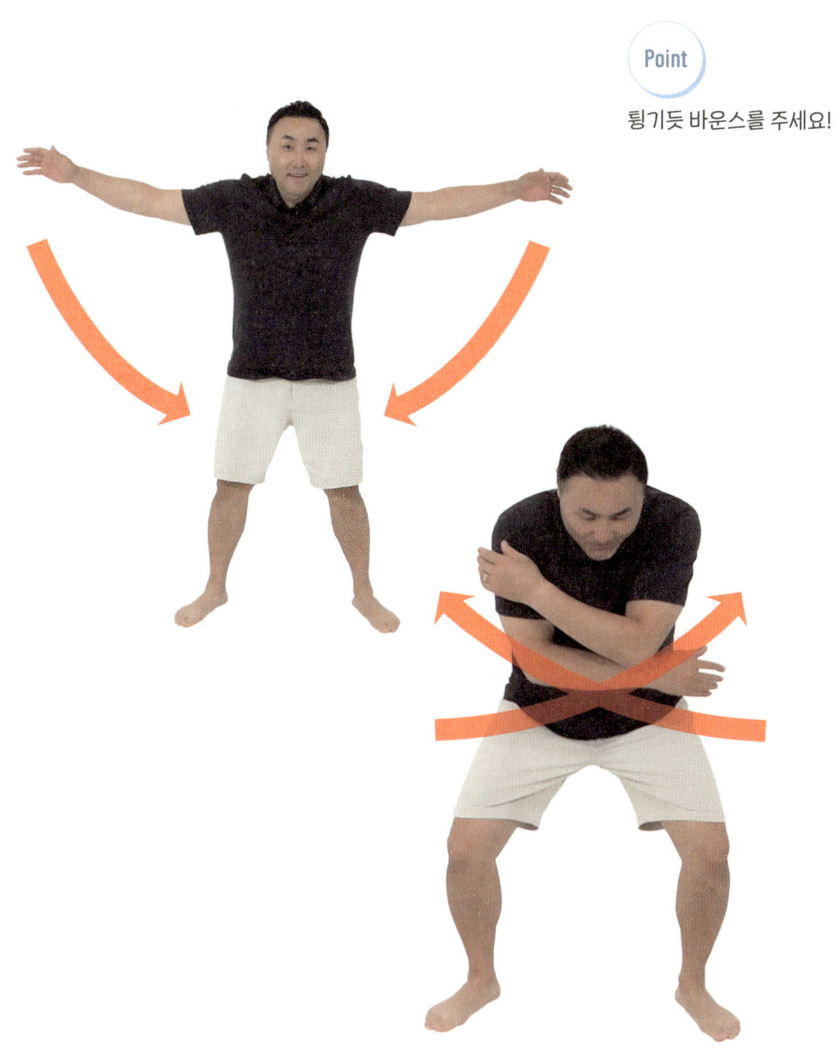

❷ 양팔을 좌우로 털며 앉았다 일어난다. 양팔을 모으며 앉고, 벌리며 일어난다. 10회 반복한다.

무릎

하지 리듬 회복 운동

무릎 통증의 진짜 원인은 다리 전체의 리듬 붕괴다

무릎은 절대 혼자 움직이지 않는다

무릎은 혼자 움직이는 관절이 아니다. 위로는 고관절과 골반이, 아래로는 발목과 발이 먼저 방향을 정하고 움직임을 주도한다. 무릎은 그 흐름을 따라가는 수동적인 관절이며, 자신을 중심으로 움직임을 만들어내지 못한다는 점에서 다른 관절보다 훨씬 더 협응에 의존한다.

그래서 무릎은 늘 어딘가의 영향을 받고, 그 영향의 희생자가 되곤 한다. 위에서 중심이 무너지면 무릎이 버티다 손상되고, 아래에서 충격을 흡수하지 못하면 무릎이 대신 충격을 받아낸다. 이처럼 다리 전체의 연결이 어긋날수록, 무릎은 더 많이 비틀리고 눌리며 통증을 일으킨다. 따라서 무릎을 살리려면 무릎만 볼 것이 아니라, 하지 전체의 협응과 리듬을 되살리는 것이 핵심이다.

운동할수록 무릎이 더 아파지는 이유

무릎 통증으로 병원에 가면 대부분 무릎 연골이 닳았다는 이야기부터 시작한다. 실제로 영상에서 관절 간격이 좁아지고 연골이 닳아 있으면 진단이 확정된다. 이후에는 물리치료, 약물치료, 주사치료, 그리고 강화 운동이 처방되고, 대퇴사두근 운동은 거의 필수처럼 따라붙는다. 무릎을 반복적으로 펴고 조이는 근력운동, 계단 오르내리기, 레그 익스텐션 같은 운동이 권장된다. 하지만 만성적인 무릎 통증이 있는 많은 사람들이 이렇게 운동을 열심히 했는데도 "오히려 더 아파졌다"고 말한다. 근육을 단련했는데 왜 통증은 사라지지 않을까?

이유는 단순하다. 무릎은 절대 혼자 움직이지 않는다. 걷거나 앉고 일어설 때, 무릎만 접었다 펴는 사람은 없다. 고관절이 움직이고 골반이 반응하며, 무릎이 그 흐름을 받아 작동해야 한다. 동시에 발목과 발은 지면에서 전달되는 충격을 흡수하고, 방향을 조절해 주어야 한다. 이렇게 위에서 아래로, 아래에서 위로 움직임이 연결되어야 비로소 무릎이 '편안하게 움직이는' 상태가 된다. 이 순서와 협응, 즉 하지 전체의 리듬이 무너지면 무릎은 혼자 그 짐

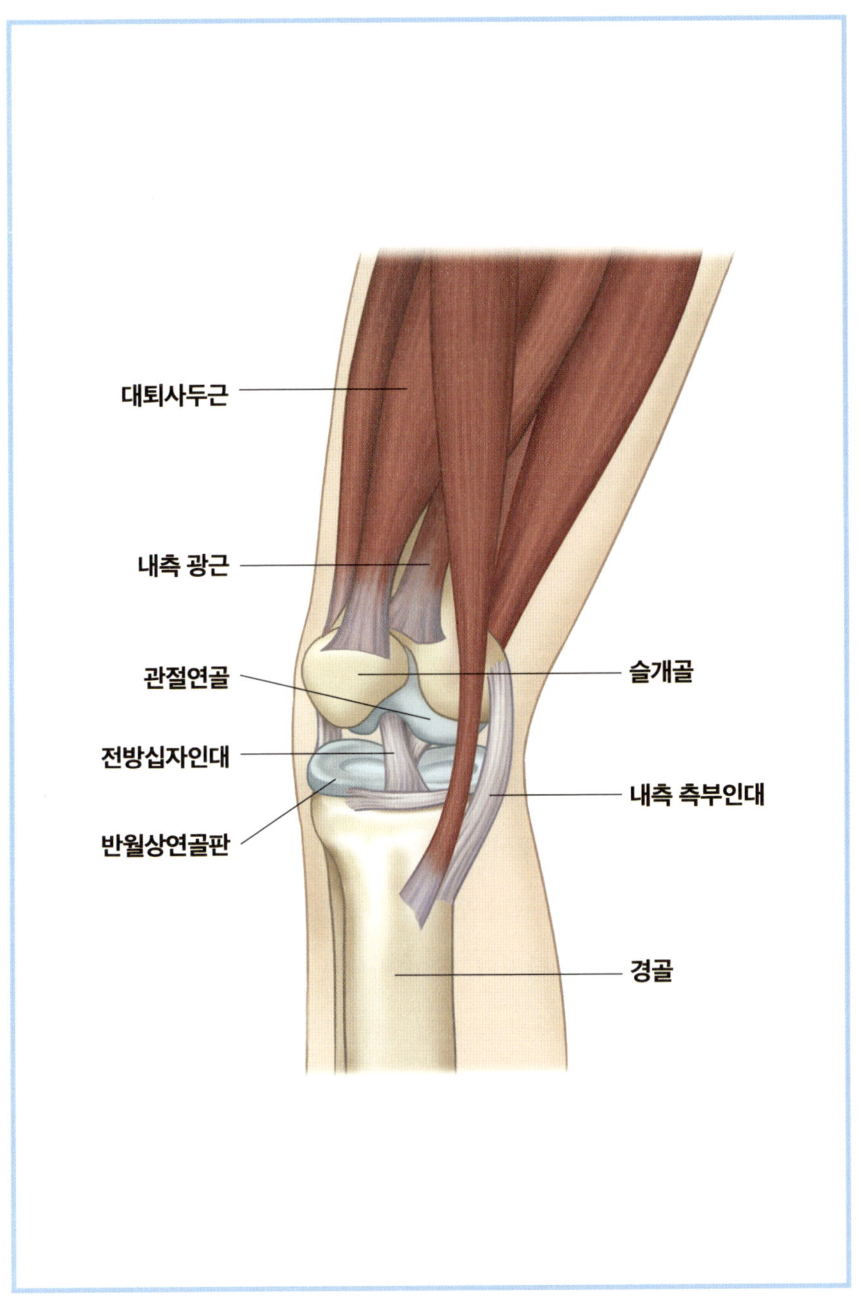

대퇴사두근
내측 광근
관절연골
전방십자인대
반월상연골판
슬개골
내측 측부인대
경골

을 짊어져야 한다.

무릎이 만성적으로 아픈 사람들은 특정 방향의 움직임을 회피하는 경향이 있다. 계단을 오를 때 반대쪽 다리에 체중을 싣거나, 앉았다 일어날 때 발의 위치를 고정한 채 상체만 쏠리기도 한다. 고관절은 제때 굽혀지지 않고, 발목은 굳어 있으며, 그 사이에서 무릎은 비틀리거나 비정상적인 압박을 받는다. 이런 움직임이 반복될수록 뇌는 그것을 표준 동작으로 기억하고, 통증 신호에 더욱 민감하게 반응하게 된다. 즉 만성적인 무릎 통증은 단순한 염증 때문이 아니라, 몸이 통증을 각인한 움직임으로 굳어졌기 때문이다.

흐름 안에서 움직일 때 무릎은 편안해진다

그렇다면 어떻게 회복할 수 있을까? 시작은 단순하다. 억지로 무릎을 굽히고 펴는 것이 아니라, 무릎이 다시 흐름 속에서 움직이도록 만드는 것이다. 상체의 무게가 자연스럽게 다리로 전달되고, 고관절이 부드럽게 굽혀지며, 발이 바닥을 밀어주는 일련의 흐름이 복원돼야 한다. 그것은 특정 근육을 키우는 운동이 아니라, 움직임의 전체 리듬을 되살리는 운동이어야 한다. 무릎은 가장 나중에 반응하는 관절이지, 주도권을 가진 관절이 아니기 때문이다.

리듬 회복을 위해 필요한 건 큰 운동이 아니다. 작고 반복적인 움직임 속에서 상체와 하체가 부드럽게 연결된 흐름을 다시 익혀

야 한다. 천천히 앉았다가 일어나는 동작을 반복하면서 고관절이
먼저 반응하도록 유도하고, 한 발을 디디며 체중이 부드럽게 이동
하도록 만들어주는 과정이 필요하다. 이때 무릎은 억지로 조이지
않아야 한다. 무릎은 따라오는 관절이고, 반응하는 관절이다. 그 관
절을 억지로 주인공처럼 몰아세우면 오히려 더 망가진다.

무릎 통증은 무릎의 문제가 아닐 수도 있다. 무릎은 그저 증상을
표현하는 중간 지점일 뿐이다. 그 위의 고관절, 골반, 척추가 어떻
게 움직이는지, 그 아래 발목과 발이 어떻게 지면과 만나는지를 함
께 봐야 한다. 결국 무릎 통증에서 벗어나려면 고립된 근육의 강화
가 아니라, 하지 전체의 리듬을 회복해야 한다. 무릎이 편안해지기
위해서는 통증을 회피하느라 잃어버린 리듬, 바로 움직임의 조화
가 되살아나야 한다. 위와 아래가 함께 반응하고 전체 흐름이 자연
스러워질 때, 비로소 무릎도 그 안에서 편안해진다. 만성적인 무릎
통증에서 해방되기 위한 첫걸음은 무릎이 아니라 다리 전체의 리
듬을 회복하는 것이다.

하지 리듬 운동이 필요하다

아래 증상이 자신에게 해당된다면,
지금 바로 '하지 리듬 회복 운동'을 시작해야 할 때다.

- [ ] 무릎이 반복적으로 붓거나, 계단을 오르내릴 때 통증이 심하다.

- [ ] 무릎 앞쪽(슬개골 주변) 또는 오금이 눌리듯이 아프다.

- [ ] 오래 서 있거나 걸은 뒤, 무릎이 뻐근하고 묵직한 느낌이 남는다.

- [ ] 무릎을 굽힐 때 관절 안에서 소리가 나거나 걸리는 듯한 느낌이 있다.

- [ ] 앉았다 일어날 때 무릎 앞쪽이 찌릿하거나 쏴 하는 통증이 있다.

- [ ] 평지는 괜찮은데 내리막길이나 계단을 내려갈 때 통증이 심하다.

- [ ] 오래 앉아 있다가 일어설 때 무릎이 굳은 듯 펴지지 않는다.

- [ ] 무릎은 괜찮은데 허벅지나 종아리까지 자꾸 당기고 뻣뻣하다.

- [ ] 한쪽 다리에 체중을 실을 때 무릎이 주저앉거나 불안정하다.

- [ ] 다리를 들면 허벅지 안쪽이나 무릎 주변 근육이 땅긴다.

☐ 무릎 관절 자체보다 '그 주위 근육이 계속 버티는 느낌'이 강하다.

☐ 런지나 스쿼트 동작을 하면 무릎이 안쪽으로 꺾인다.

☐ 운동을 할 때 발목과 무릎, 고관절이 따로따로 움직여 흐름이 끊긴다.

☐ 무릎 아래 힘줄이 늘 당기고, 계단을 이용할 때 뚝뚝 소리가 난다.

☐ 평소에는 괜찮은데 특정 자세에서만 무릎 통증이 나타난다.

☐ 걸을 때 한쪽 다리가 길게 느껴지거나, 양발의 착지 리듬이 다르다.

☐ 발끝이 바깥으로 벌어지거나, 발뒤꿈치가 먼저 닿는 이상 보행이 나타난다.

☐ 뛰거나 빠르게 걸은 뒤, 무릎이 붓거나 열감이 느껴진다.

☐ 무릎 뒤쪽(오금)이 자주 당기거나 굳어 있는 느낌이 든다.

☐ 무릎 통증이 허벅지, 종아리, 발목까지 퍼진다.

☐ 무릎을 완전히 펴면 관절 주변에 압박감이나 통증이 생긴다.

☐ 무릎을 다 펴는 것보다 반쯤 구부린 자세가 더 편하고 안정감 있다.

☐ 무릎을 꿇거나 바닥에 앉는 동작이 부담스럽거나 불가능하다.

☐ 양쪽 무릎을 비교했을 때 한쪽이 유독 더 당기고 무겁다.

☐ 무릎 주변을 눌렀을 때 얼얼하거나 감각이 둔한 부위가 있다.

☐ 발을 디딜 때마다 무릎 위쪽이나 안쪽이 찢어지는 느낌이 든다.

☐ 무릎에 늘 '힘이 빠져 있는 느낌' 또는 '과하게 힘이 들어가는 느낌'이 반복된다.

☐ 스트레칭이나 테이핑, 무릎 보조기 사용에도 일시적인 완화만 있을 뿐 증상이 반복된다.

☐ 통증보다 '불균형하고 삐끗할 것 같은 불안정한 느낌'이 더 강하다.

무릎

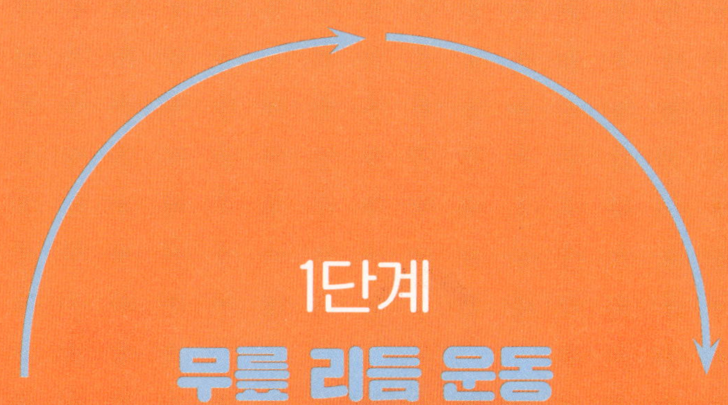

1단계
무릎 리듬 운동

많은 사람들이 무릎이 아프면 무릎을 강화해야 한다고 생각한다. 하지만 실제로는 주변 근육이 무릎을 과도하게 끌어당기며 긴장하고 있기 때문에 통증이 생기는 경우가 많다. 따라서 1단계 운동의 목표는 무릎의 힘을 빼고 긴장을 완화하는 것이다.

먼저 힘을 완전히 뺀 상태에서 시계추처럼 무릎을 리듬감 있게 앞뒤로 흔들어준다. 이어서 무릎으로 작은 원을 그리며 가볍게 굽혔다 폈다 반복한다. 마지막으로 무릎을 리듬감 있게 펴는 동작을 실시한다. 이때 긴장으로 무릎을 꽉 잡고 있던 후면 근육들이 풀리면서 시원한 이완감을 느낄 수 있다. 1단계 운동을 꾸준히 하면 무릎과 발목 주변의 긴장이 풀리고, 무릎을 안정적으로 지지해 주는 근육과 신경이 부드럽게 깨어난다.

다리로 시계추 운동하기

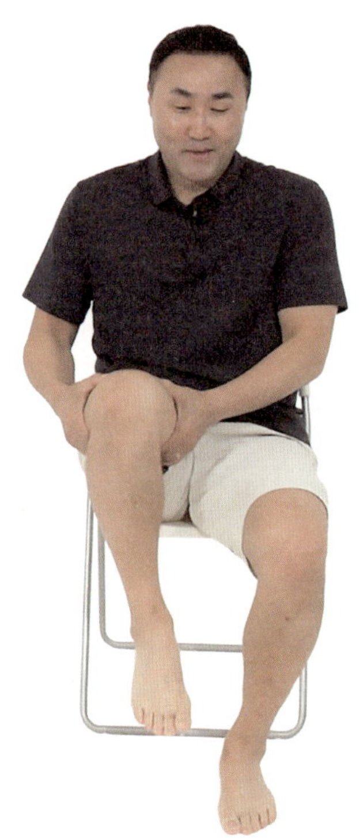

① 의자에 앉아 한쪽 다리를 올리고, 무릎 뒤(오금 위쪽)에 깍지를 낀다.

무릎이 불편하게 느껴지면,
무릎 윗부분을 엄지손가락으로 눌러
압박한 상태로 동작을 해보세요.
불편감이 줄어들어요.

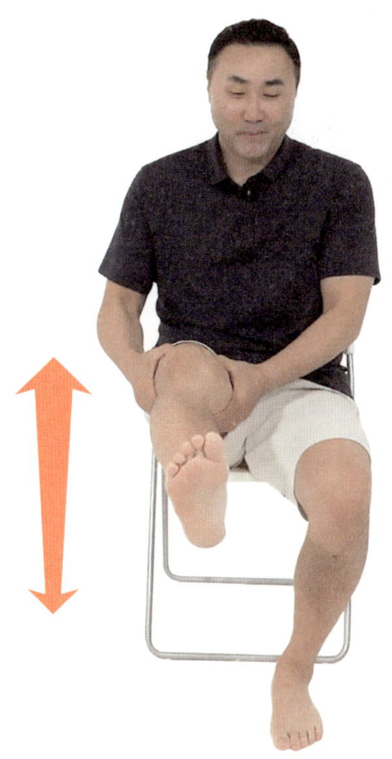

❷ 들어 올린 다리를 앞뒤로 시계추처럼 편안하게 흔든다. 10회 반복한다.

다리로 원 그리기

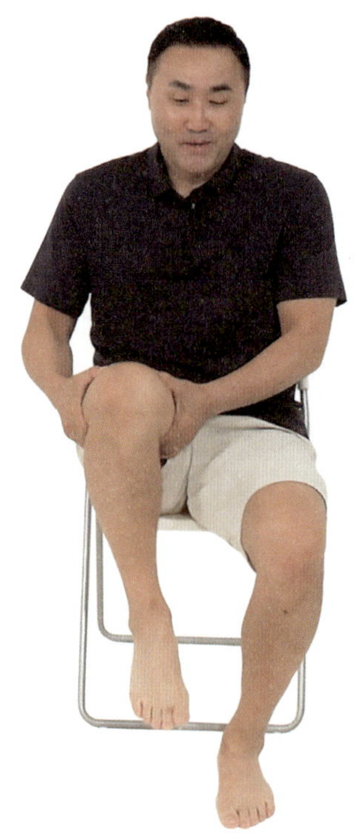

① 의자에 앉아 한쪽 다리를 올리고, 무릎 뒤(오금 위쪽)에 깍지를 낀다.

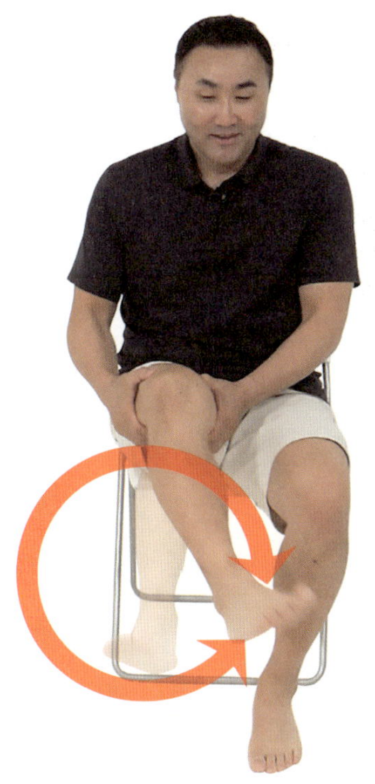

❷ 들어 올린 다리를 원을 그리며 돌려준다. 바깥쪽 방향 10회, 안쪽 방향 10회 반복한
다. 반대쪽 다리도 실시한다.

발목 꺾고 무릎 펴기

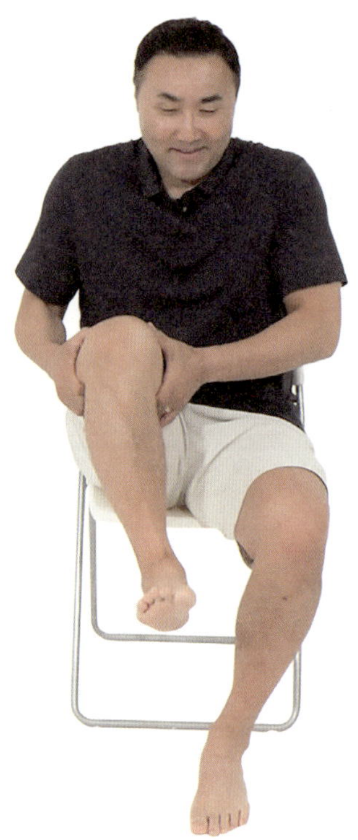

❶ 의자에 앉아 한쪽 다리를 올리고, 무릎 뒤(오금 위쪽)에 깍지를 낀다.

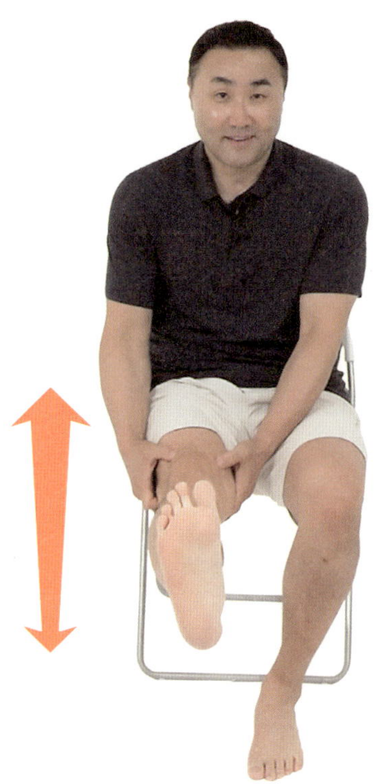

2 발목을 당겨 발목을 90도로 꺾으면서 리듬감 있게 무릎을 가볍게 폈다 내린다. 10회
반복하고, 반대쪽 다리도 실시한다.

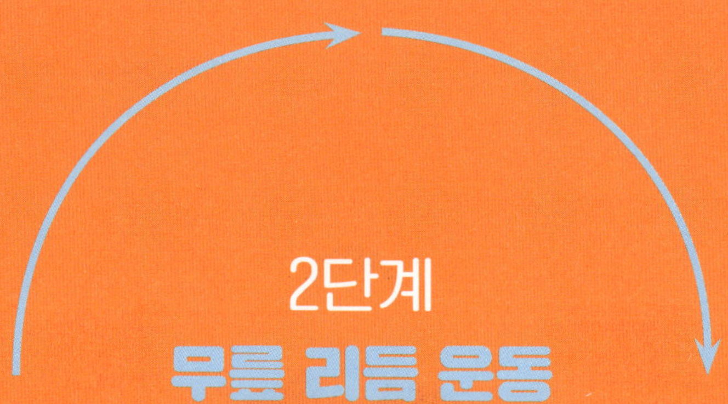

2단계
무릎 리듬 운동

1단계를 통해 무릎의 긴장이 풀렸다면, 이제는 무릎에 가벼운 부하를 주며 움직임을 확장할 차례다. 먼저 의자에 앉아 양발을 11자-A자-V자 형태로 번갈아 두고 뒤꿈치를 들어 올렸다 내리는 까치발 운동을 해보자. 겉보기에는 발목 운동처럼 보이지만, 발목 주변 근육은 무릎과 긴밀하게 연결되어 있기 때문에 이 동작만으로도 무릎이 한결 편안해진다.

이어서 무릎을 벌렸다 오므리는 동작을 실시한다. 이때 무릎뿐 아니라 고관절과 발목까지 함께 풀리면서 통증 완화에 큰 도움이 된다. 마지막으로는 다리를 가볍게 차며 무릎을 펴는 동작을 해보자. 무릎이 불편한 사람은 무릎을 펼 때 긴장감이 커지므로, 천천히 힘을 주는 방식보다 리듬을 살려 발을 던지듯 '툭!' 차는 느낌으로 하는 것이 좋다.

의자에 앉아서 까치발 들기

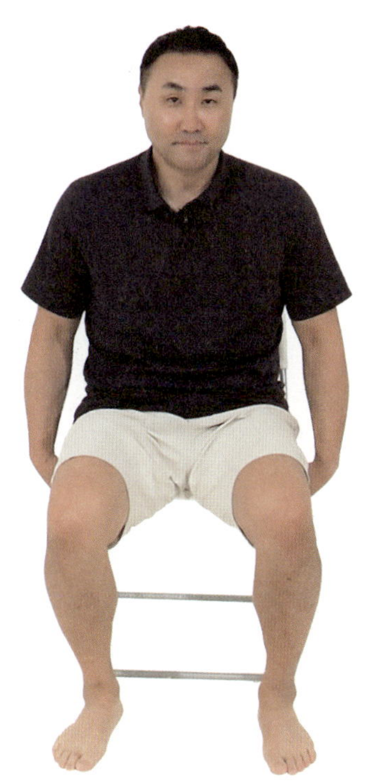

1 의자에 편안히 앉아 다리를 골반 너비로 벌리고, 양손을 허리나 골반 위에 올린다.

발로 지면을 누르듯 해보세요.

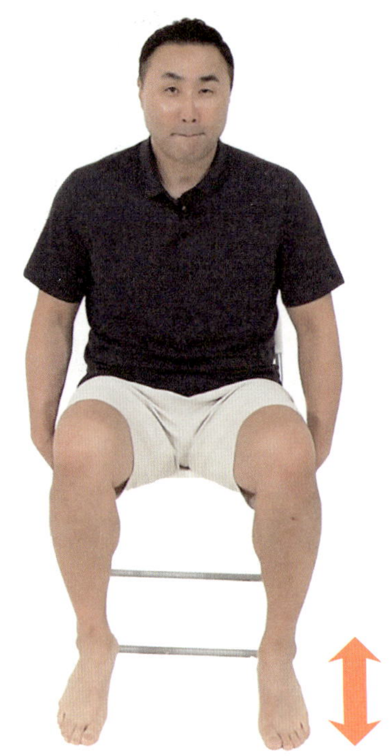

② 뒤꿈치를 들어 까치발을 만들었다가 내린다. 10회 반복한다.

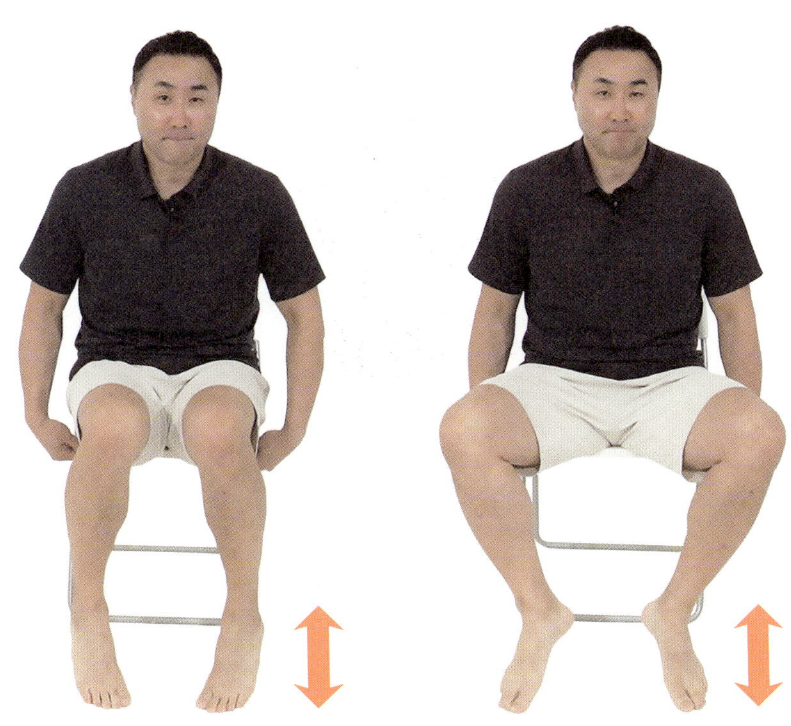

❸ 양발을 A자로 놓고 까치발 운동 10회, V자로 놓고 까치발 운동 10회를 실시한다.

의자에 앉아서
무릎 벌렸다 오므리기

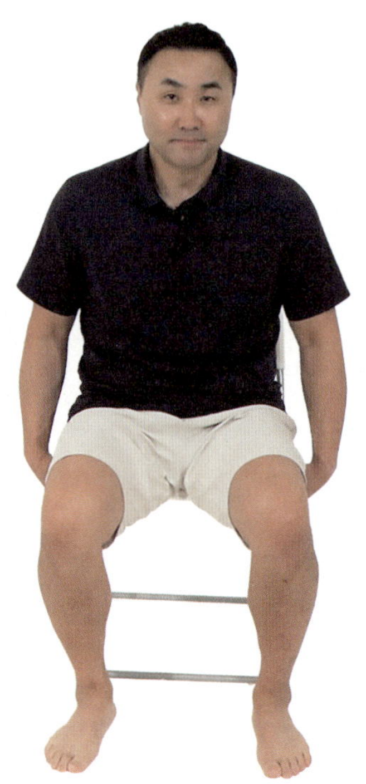

① 의자에 편안히 앉아 다리를 골반 너비로 벌리고, 양손을 허리나 골반 위에 올린다. 의
자를 잡아도 좋다.

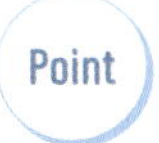

살랑살랑~ 무릎을 흔들어주세요.

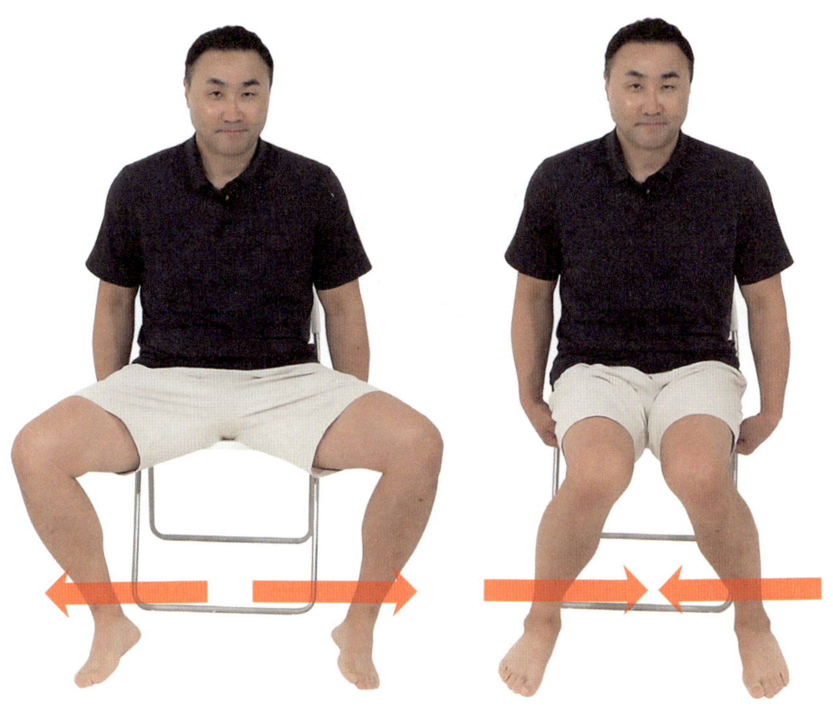

❷ 무릎을 벌렸다가 오므린다. 10회 반복한다.

발로 툭 차며 원 그리기

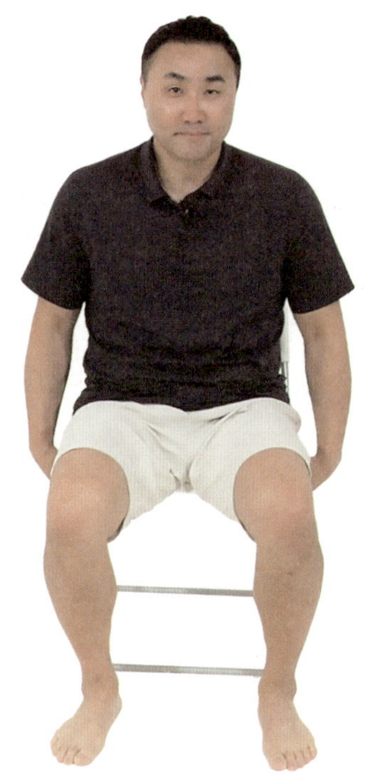

1 의자에 편안히 앉아 다리를 골반 너비로 벌리고, 양손을 허리나 골반 위에 올린다. 의
자를 잡아도 좋다.

"저리가" 하듯이 툭 찬다.
범위가 작아도 OK! 툭 차는 느낌이면 Good!

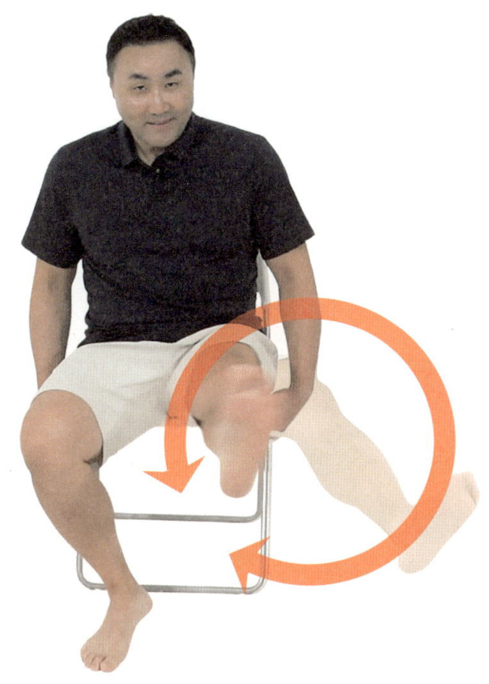

② 발을 던지듯 차면서 원을 그리듯 돌린다. 괜찮다면 점점 크게 원을 그린다. 10회 반복하고, 반대쪽도 실시한다.

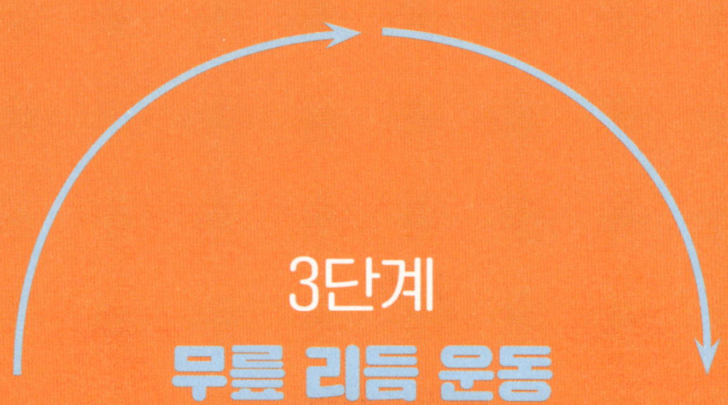

3단계
무릎 리듬 운동

이제는 무릎이 다시 아프지 않도록 강하고 안정적인 움직임을 만드는 단계로 넘어가자. 첫 번째 동작은 미니 런지다. 앞뒤 다리의 간격은 한 발자국 정도로 좁게 두고, 내려가는 깊이도 무릎을 살짝 구부렸다가 가볍게 튕기듯 올라오는 정도로 진행한다. 이 정도의 무릎 각도에서는 통증이 거의 발생하지 않는다.

이어서 미니 런지 자세를 유지한 채 한 발을 고정하고, 다른 발로 앞뒤로 번갈아 런지를 하며 무릎을 살짝 튕기듯 굽혔다 펴준다. 부하가 점진적으로 높아지면서 무릎의 안정성이 향상되고, 동시에 긴장감과 움직임에 대한 두려움이 줄어든다. 마지막으로는 좌우로 이동하며 사이드 스텝 스쿼트를 실시한다. 옆으로 리듬감 있게 움직이며 스쿼트를 하면 무릎 주변 근육이 활성화된다. 발목-무릎-고관절이 함께 협응해 움직이기 때문에 관절의 안정성을 높이고 불편감을 완화하는 데 매우 효과적이다.

다리 앞뒤로 벌리고 런지하기

가볍게 튕기듯 바운스~ 바운스~
힘주며 천천히 내려가면 무릎이 아파요.
엉덩이에 힘주고 엉덩이가 내려가는 느낌으로!

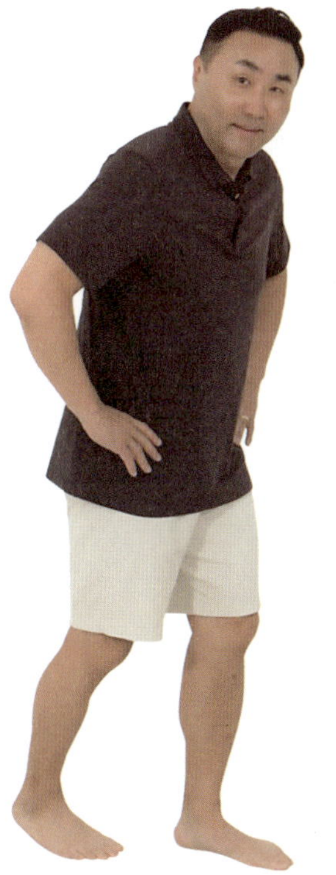

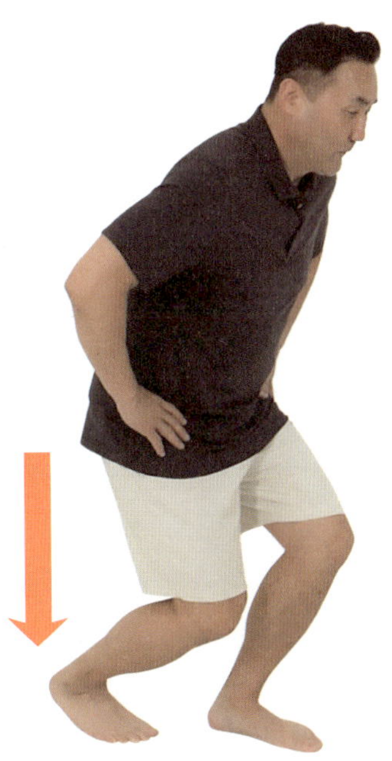

❶ 양발을 발 길이 정도만큼 앞뒤로 벌리고 선다. 이때 양발의 너비는 골반 너비 정도가
  적당하다. 양손을 허리에 올린다.

❷ 무릎을 살짝 굽혀 앉았다 일어선다. 10회 반복한다.

한 다리 고정하고
앞뒤 런지하기

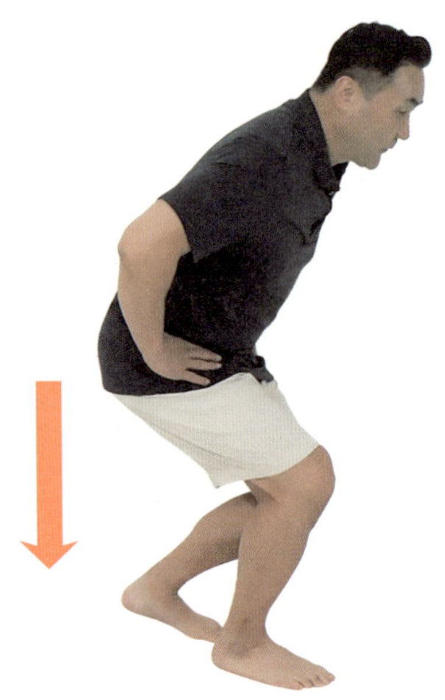

1 양발을 발 길이 정도만큼 앞뒤로 벌리고 선다. 이때 양발의 너비는 골반 너비 정도가 적당하다. 양손을 허리에 올린다.

2 한쪽 발은 고정하고, 반대쪽 발로 한 스텝 앞으로 나가 런지를 한다.

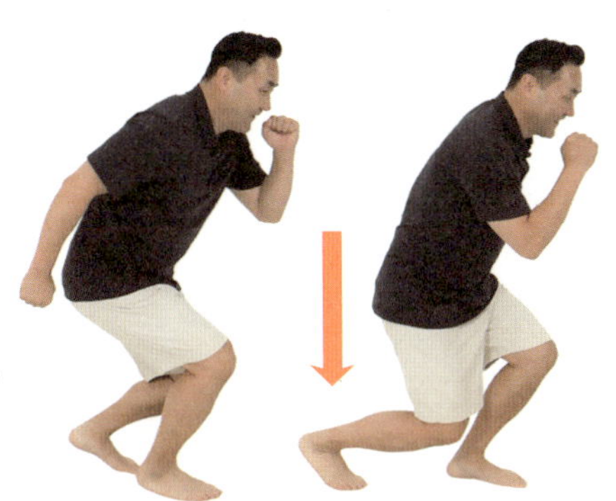

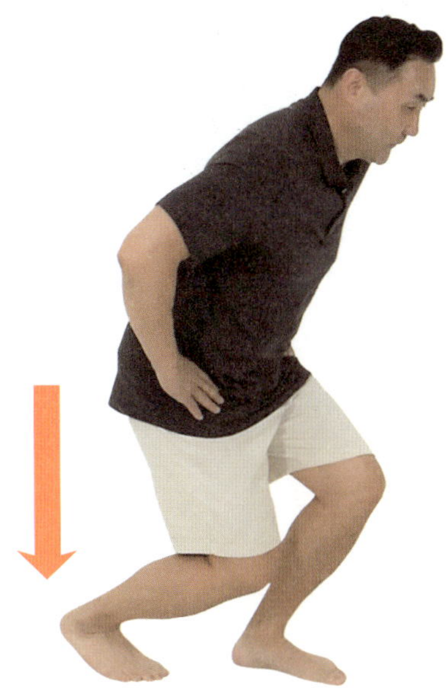

❸ 그대로 다시 한 스텝 뒤로 가며 런지를 한다. 앞뒤로 한 스텝씩 왔다 갔다 런지하며
1회, 10회 반복한다.

사이드 스텝 스쿼트

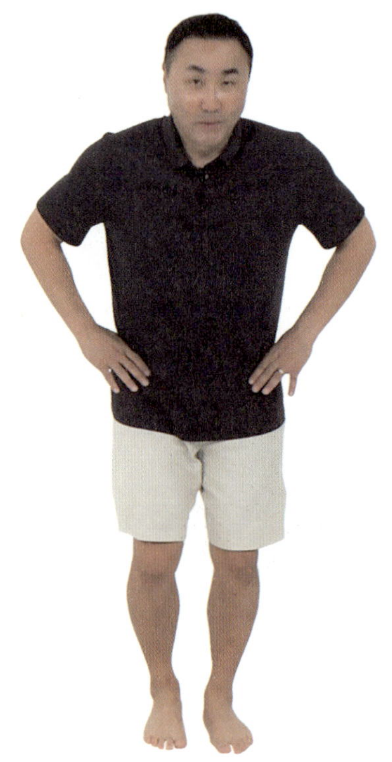

1 양손을 허리에 올리고 편하게 선다.

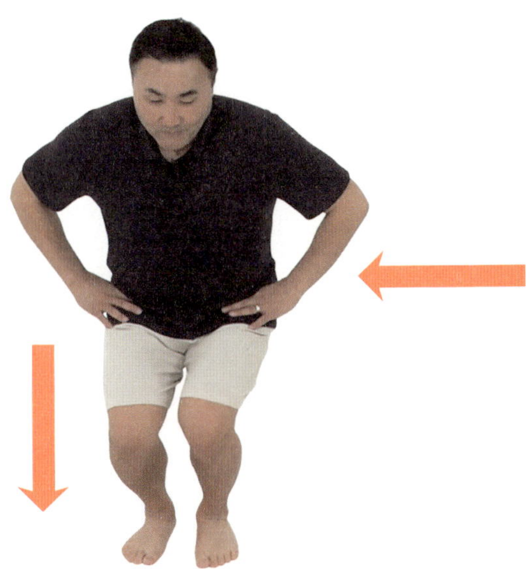

2 한쪽 발을 옆으로 한 걸음 옮기고, 반대쪽 다리를 가져와 붙이면서 스쿼트를 하듯 무릎을 살짝 굽혔다가 일어선다.

3 반대쪽으로도 한 걸음 옮기며 동일하게 실시한다. ②~③번 동작이 끊기지 않게 부드럽게 연결해서 실시한다. 좌우 1회씩 10회 반복한다.

발목/발바닥

발바닥 리듬 회복 운동

발목과 발바닥 통증은
발바닥 리듬 회복이 관건이다

발은 온몸 리듬의 출발점이다

"발목이 자주 접질린다." "발바닥이 찌릿하고 저리다." "오랫동안 걸으면 발이 아프고, 아침에 일어나 첫 발을 디딜 때 뒤꿈치가 땅에 닿는 순간 참을 수 없는 통증이 밀려온다." 병원에서는 족저근막염, 평발, 발목 염좌 같은 이름으로 진단하지만, 문제의 본질은 그게 아니다. 겉으로 드러난 통증은 발에 있지만, 실제 고장은 더 깊은 곳에 있다. 발은 우리 몸 전체 리듬의 출발점이기 때문이다.

발은 단순히 땅을 딛는 부위가 아니다. 그 작고 납작한 부위 안에는 엄청난 해부학적 정교함이 숨어 있다. 한쪽 발에만 26개의 뼈가 있으며, 두 발을 합치면 52개로 우리 몸 전체 뼈의 25%를 차지

한다. 여기에 33개의 관절, 100여 개의 인대와 힘줄, 50개 이상의 근육이 얽혀 있다. 발의 작은 구조 안에는 놀라울 정도로 많은 뼈, 근육, 관절, 인대, 신경, 혈관이 빽빽하게 들어 있다. 특히 발바닥에는 근육을 둘러싸고 연결하는 근막이 복잡하게 얽혀 있다. 이 근막은 단순한 피복 조직이 아니라, 발의 감각을 전달하고 리듬을 조율하는 '신경-근육-감각'의 통로이자 전신 근막 라인의 출발점이다. 그런데 이 근막이 먼저 굳고 탄력을 잃게 되면 지면의 정보를 제대로 전달하지 못하고, 발 전체가 한 덩어리처럼 뭉쳐 움직이게 된다.

염증이 아니라 감각과 협응의 고장

근막이 경직되고 감각이 차단되면, 그 아래 내재근도 제 역할을 하지 못한다. 발바닥 안쪽 깊은 곳에 있는 내재근은 걷고 뛸 때 충격을 흡수하고, 아치를 유지하며 보행 리듬을 만들어야 한다. 하지만 움직임의 여유를 잃으면서 결국 아치도 무너지고, 발바닥 리듬도 함께 붕괴된다.

보행 리듬이 깨지면 그 부하가 발목과 무릎, 골반과 척추까지 번져간다. 족저근막염이나 반복적인 발목 염좌, 발가락 아래쪽의 저림, 발목 외측 통증 같은 증상은 결국 무너진 발바닥 리듬의 결과다. 겉보기엔 염증처럼 보이지만, 실제로는 감각과 협응의 고장이다.

발바닥 근막이 굳고 감각이 떨어지면, 그 긴장은 종아리-햄스트

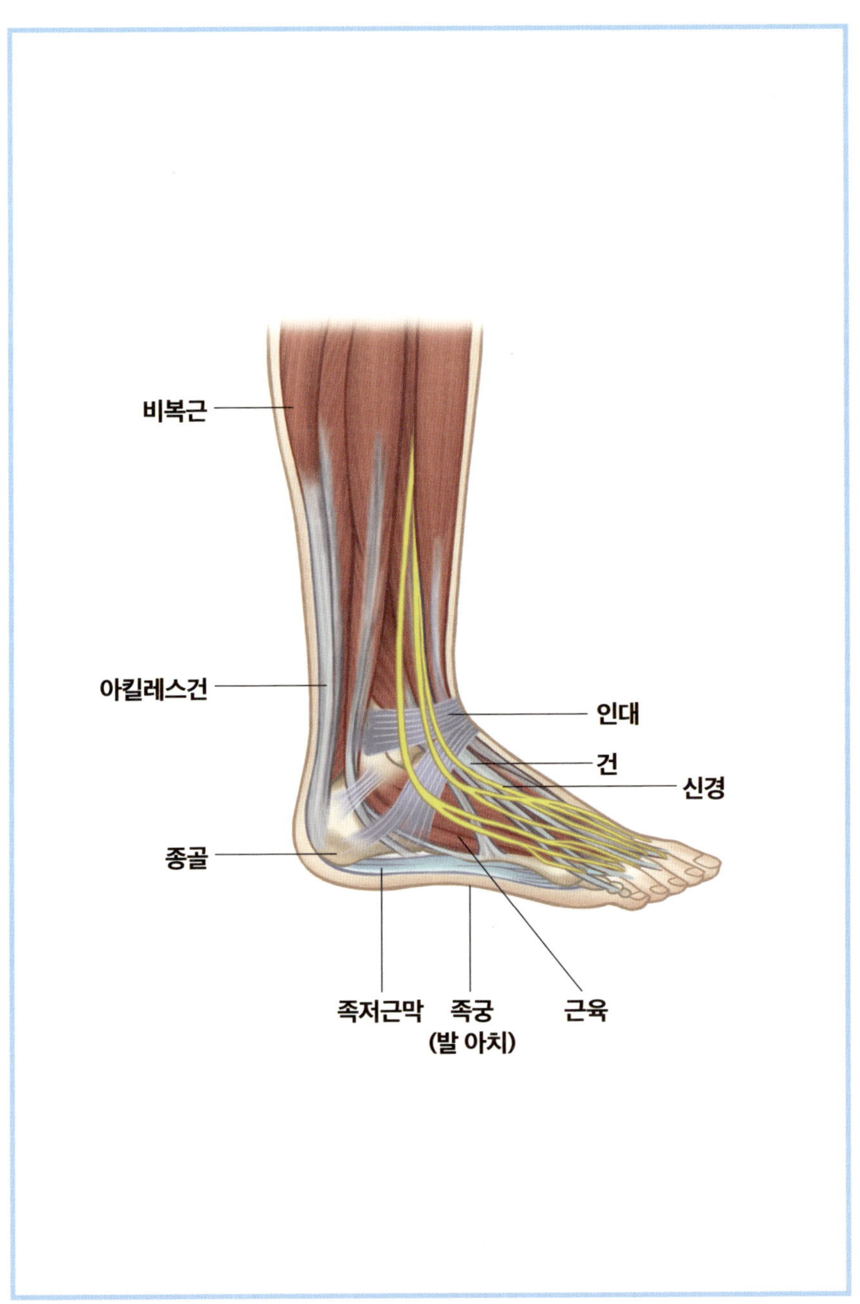

비복근
아킬레스건
종골
족저근막
족궁
(발 아치)
근육
인대
건
신경

링-골반-요추까지 이어진다. 발을 딛는 순간마다 전신의 탄력적인 흐름이 막히고, 그 부하가 다시 발바닥으로 되돌아와 반복되는 '통증의 고리'가 만들어진다. 감각과 협응이 무너지면 몸은 그 부위만 쓰고, 그 부위만 긴장하고, 그 부위에만 통증이 남는다. 이렇게 반복되는 긴장과 통증은 결국 '만성'이라는 이름을 얻게 된다.

발바닥 감각 센서를 깨워 리듬을 회복한다

발목 불안정성도 마찬가지다. 단지 근육이 약해서가 아니라, 발바닥 감각 회로가 꺼져 있기 때문이다. 발은 지면을 느끼는 고감도 센서인데, 이 센서가 꺼지면 지면의 정보를 읽지 못해 중심 조절이 무너지고 다시 다치는 악순환이 반복된다. 그래서 발바닥 감각 훈련은 단순한 재활 운동이 아니다. 감각-운동 통합 시스템을 회복하는 핵심 전략이다.

실제로 운동선수 재활에서도 가장 먼저 하는 것이 바로 발바닥 리듬을 깨우는 훈련이다. 맨발로 서서 지면을 느끼고 발가락을 하나하나 움직이며, 발바닥과 발목이 유기적으로 협응하도록 다시 훈련한다. 특히 한 발로 서서 균형을 잡거나, 불안정한 지면 위에서 중심을 조절하는 훈련은 꺼져 있던 감각 센서를 다시 켜는 데 효과적이다. 감각이 깨어나고 근육의 협응이 되살아날 때, 아치가 회복되고, 그 위에 세워진 발목의 리듬도 함께 살아난다.

발바닥 리듬 운동이 필요하다

아래 증상이 자신에게 해당된다면,
지금 바로 '발바닥 리듬 회복 운동'을 시작해야 할 때다.

- [ ] 아침에 일어나 첫 발을 디딜 때, 발바닥이나 발뒤꿈치가 찌릿하게 아프다.

- [ ] 오래 서 있거나 걷고 난 뒤, 발바닥이 화끈거리거나 욱신거린다.

- [ ] 발뒤꿈치 또는 엄지발가락 아래쪽에 압통이 있고, 체중을 실을 때 통증이 심하다.

- [ ] 발목이 자주 접질리고, 디딜 때 불안정하거나 휘청거리는 느낌이다.

- [ ] 오래 걷거나 뛰고 나면 발목보다 발바닥이 먼저 뻐근해지고 무거워진다.

- [ ] 딛고 설 때 발바닥 전체가 땅에 고르게 닿지 않고, 어느 한쪽으로 치우치는 느낌이다.

- [ ] 신발 밑창이 한쪽만 유난히 닳아 있다.

- [ ] 맨발로 서 있을 때 체중이 발바닥 전체에 고르게 실리지 않고, 특정 부위에 집중된다.

☐ 걷는 동안 발목이 부드럽게 움직이지 않고, 종아리에 먼저 힘이 들어간다.

☐ 발바닥 감각이 둔하고, 지면의 느낌이 잘 전달되지 않는다.

☐ 발을 디딜 때 발바닥이 바닥을 '퉁'하고 튕기지 못하고, 무겁게 가라앉는 느낌이다.

☐ 발의 중심이 흔들려 정강이나 무릎, 엉덩이까지 힘이 퍼지지 않는다.

☐ 발바닥 전체가 단단하게 굳어 있고, 바닥을 눌러도 잘 느껴지지 않는다.

☐ 발가락을 자유롭게 움직이기 어렵고, 엄지와 새끼발가락에 힘이 잘 들어 가지 않는다.

☐ 걸을 때 뒤꿈치-발바닥-발가락 순으로 땅을 자연스럽게 구르는 느낌이 없다.

☐ 평지나 실내에서도 불안정하게 디디는 느낌이 있고, 무릎이 함께 흔들 린다.

☐ 발바닥 안쪽 아치가 무너진 듯하고, 정렬이 틀어진 느낌이 든다.

☐ 발목을 돌릴 때 뻣뻣하거나, 특정 각도에서 '딸깍'거리는 느낌이 있다.

☐ 오래 서 있으면 종아리보다 발바닥부터 먼저 피로가 쌓인다.

☐ 발가락을 펼 수는 있지만, 모으거나 움켜쥐는 힘이 약하다.

- [ ] 한쪽 발의 무게감이 다르게 느껴지고, 신발 속 발 위치가 어색하게 느껴진다.

- [ ] 바닥에 닿는 느낌이 '뭉툭하고 무딘 고무 덩어리처럼' 느껴질 때가 있다.

- [ ] 발목의 좌우 유연성 차이가 크고, 한쪽은 움직임이 쉽게 제한된다.

- [ ] 발이 지면에서 떨어질 때 자연스럽게 밀려 나가지 않고, 끊기듯 떨어진다.

- [ ] 오래 앉아 있다 일어날 때 발바닥이 딱딱하게 굳은 것처럼 당긴다.

- [ ] 발목을 움직이기보다 무릎과 종아리로 먼저 움직이려는 느낌이 든다.

- [ ] 발목이 부드럽게 돌지 않고, 발바닥 전체가 '한 덩어리'처럼 움직인다.

- [ ] 발가락 관절이 아프거나, 힘을 줄 때 관절이 휘는 느낌이 든다.

- [ ] 반복적인 마사지나 족욕 후에도 발바닥 감각이 둔하고 긴장이 쉽게 풀리지 않는다.

발바닥

1단계 / 2단계 / 3단계

바른 동작을 위한
발바닥 리듬 운동법
QR 음성 가이드

1단계
발바닥 리듬 운동

발과 발목에 만성적인 불편감이 있는 사람들에게 효과적인 운동으로, 발로 송충이가 기어가듯 웨이브를 그리며 움직이는 것이 핵심이다. 처음에는 생각만큼 부드럽게 움직이지 않을 수 있지만, 작은 움직임이라도 충분한 효과가 있다. 송충이의 움직임을 흉내 내듯 천천히 발가락을 이용해 조금씩 앞으로 기어가 보자. 발가락 근육을 써서 미세한 움직임을 만들어내면, 발의 여러 관절을 감싸고 있는 근육들이 고르게 자극되어 발의 긴장이 풀리고 몸의 균형 감각이 깨어난다. 꾸준히 반복하면 발의 불편감과 통증이 점차 줄어들고, 걸음걸이도 한결 가벼워진다.

발로 송충이 웨이브

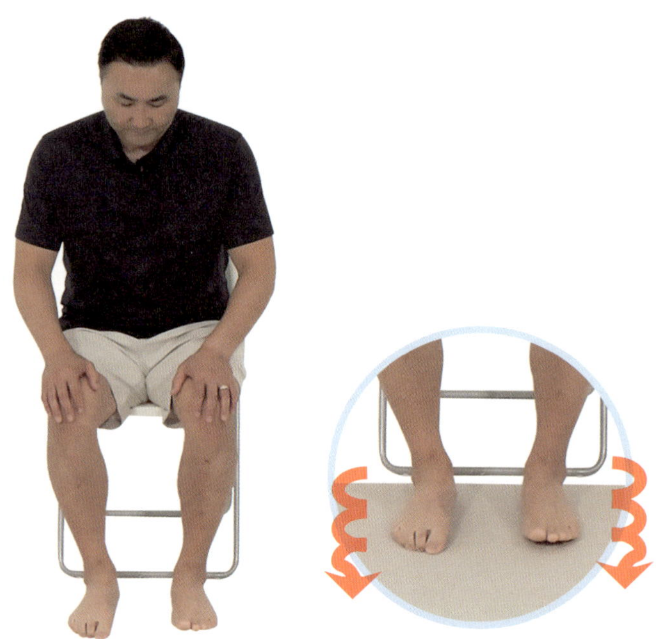

❶ 맨발로 의자에 편안하게 앉는다.

❷ 오른발 왼발을 번갈아 가며 발가락을 꼼지락대며 앞으로 나아간다. 앞으로 다 나가
면, 발을 원래 위치로 가져와 다시 송충이 웨이브를 한다. 10회 반복한다.

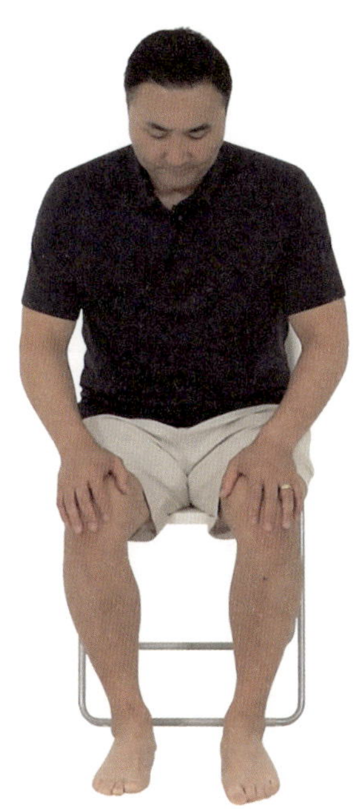

③ 양발로 송충이 웨이브를 10회 반복한다.

2단계
발바닥 리듬 운동

1단계가 끝나면 발바닥 근육의 긴장이 풀리고, 어느 정도 감각이 활성화된다. 이제 예열이 끝난 발로 바닥 두드리기 운동을 해보자. 피부 신경이 자극되어 마사지를 받은 듯 발이 가볍고 편안해진다. 맨발이 아프다면 양말을 신거나 바닥이 얇은 운동화를 신어도 좋다. 세게 두드릴 필요는 없으며, 리듬을 유지하면서 가볍게 바닥을 두드리면 된다. 불편하지 않다면 발을 조금 더 들어 올리며 움직임의 범위를 서서히 넓혀가자. 앞꿈치에 이어 뒤꿈치를 두드리고, 양발을 번갈아 두드리거나 동시에 두드리며 리듬감 있게 이어가면 된다.

발바닥으로 바닥 두드리기

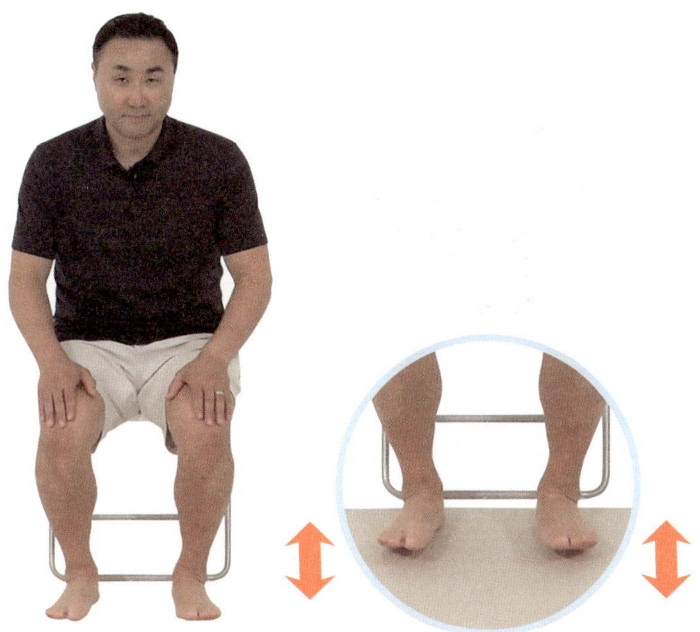

1. 맨발로 의자에 편하게 앉는다.
2. 뒤꿈치를 바닥에 고정한 채, 앞꿈치를 들었다 내려놓으며 바닥을 두드린다. 10회 반복한다.

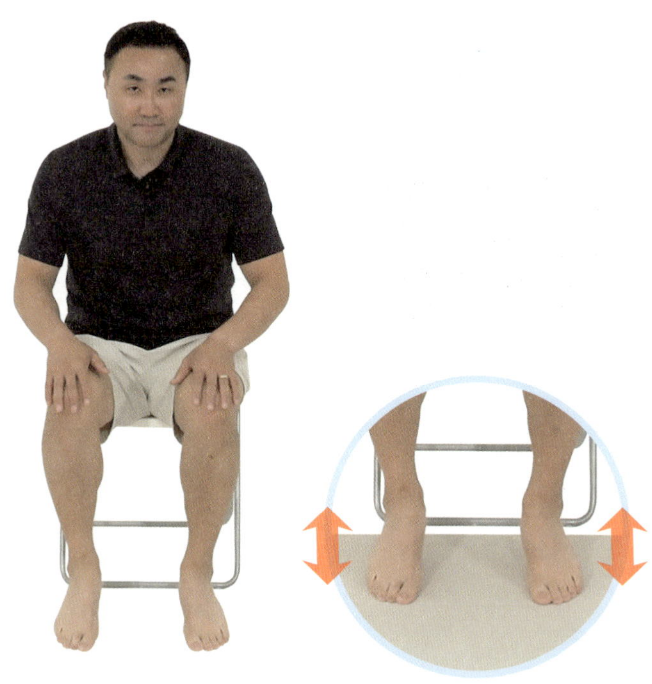

❸ 앞꿈치를 바닥에 고정한 채, 뒤꿈치를 들었다 내려놓으며 바닥을 두드린다. 10회 반
복한다.

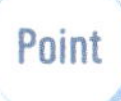

리드미컬하게 톡톡 두드리세요.
트램펄린에서 뛰듯 가볍게~

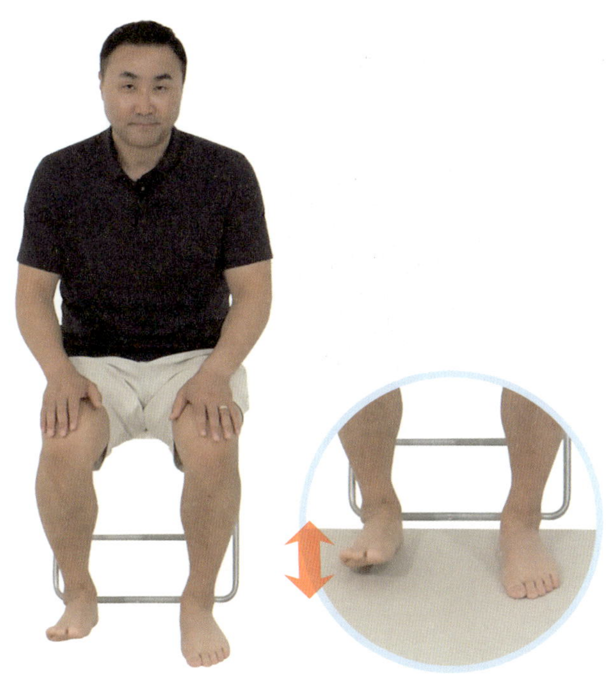

④ 뒤꿈치를 바닥에 고정한 채, 양발을 좌우 번갈아 가며 바닥을 두드린다. 10회 반복
한다.

⑤ 앞꿈치를 바닥에 고정한 채, 양발을 좌우 번갈아 가며 바닥을 두드린다. 10회 반복
한다.

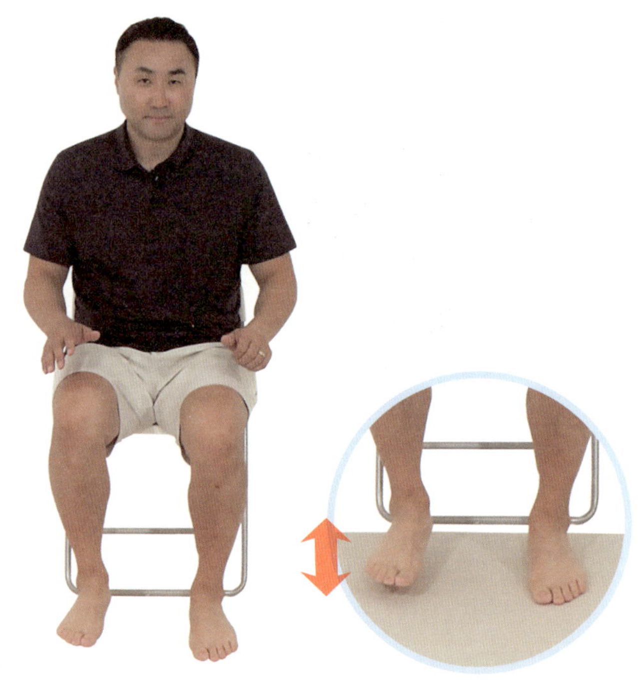

⑥ 양발을 좌우 번갈아 가며 바닥을 두드린다. 10회 반복한다.

3단계
발바닥 리듬 운동

3단계에서는 발바닥 근육을 깊게 풀어내는 동작을 해보자. 난도가 조금 있지만, 제대로만 하면 발이 날아갈 듯 가볍게 느껴진다. 다리를 앞뒤로 살짝 벌리는 미니 런지 자세에서 발가락을 구부렸다 펴는 동작을 함께 수행한다. 이때 무릎과 고관절은 물론 발등과 발바닥의 근막과 근육까지 부드러워지며 관절 주변의 감각이 깨어나 불편감이 줄고 기능이 한층 향상된다. 동작이 익숙해지면 무릎을 조금 더 깊게 굽혀 내려가 보자. 처음에는 의자 등받이를 잡고 안정적으로 실시하고, 균형이 잡히면 의자를 빼고 양손을 허리에 올려 진행한다.

발가락 런지

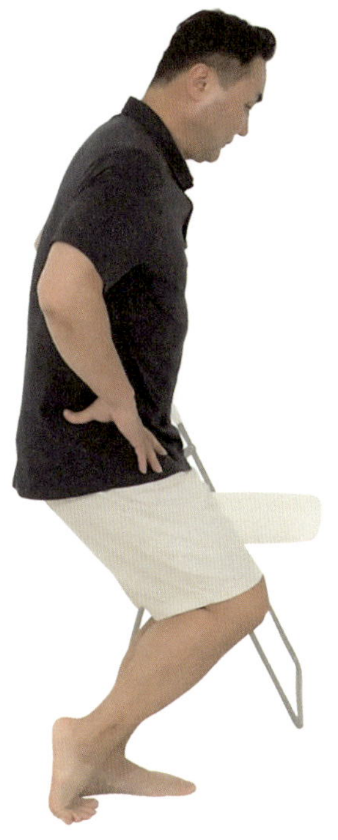

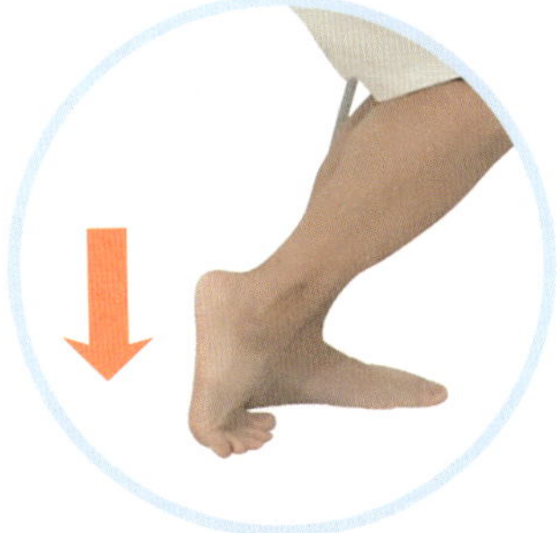

1 한 발자국 정도 앞뒤로 발을 벌리고 선다. 의자를 잡아도 좋다.

2 뒤에 있는 발의 발가락을 바닥에 대고 발을 세운 채, 무릎을 굽혀 살짝 내려갔다가 올라오며 미니 런지를 한다.

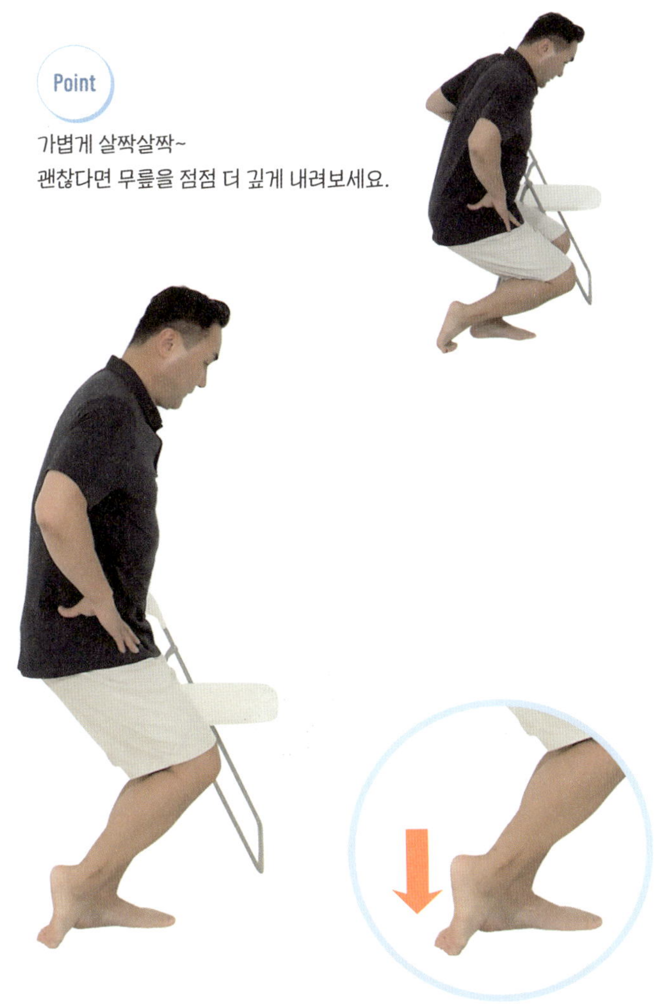

❸ 이어서 발가락을 구부려서 바닥에 대고 발을 세운 채 미니 런지를 한다. 발가락 펴고 런지, 발가락 구부리고 런지 실시하면 1회, 10회 반복한다. 반대쪽 발도 같은 방법으로 10회 실시한다.

발목

1단계 / 2단계 / 3단계

바른 동작을 위한
발목 리듬 운동법
QR 음성 가이드

발목의 불편함과 통증은 대부분 파열이 아니라 굳어진 근막과 근육에서 비롯된다. 따라서 1단계 운동의 목표는 발목 주변 근막과 근육을 부드럽게 이완시켜 통증과 불편감을 줄이는 것이다. 정강이가 움직이지 않도록 고정한 상태에서 발목만 천천히 돌려보자. 안에서 밖으로, 다시 밖에서 안으로 방향을 바꿔가며 부드럽게 원을 그리듯 움직인다. 처음에는 아주 작은 범위에서 시작하고, 발목의 긴장이 풀리며 편안해지면 점차 범위를 넓혀가며 크게 돌린다.

정강이 잡고 발목 돌리기

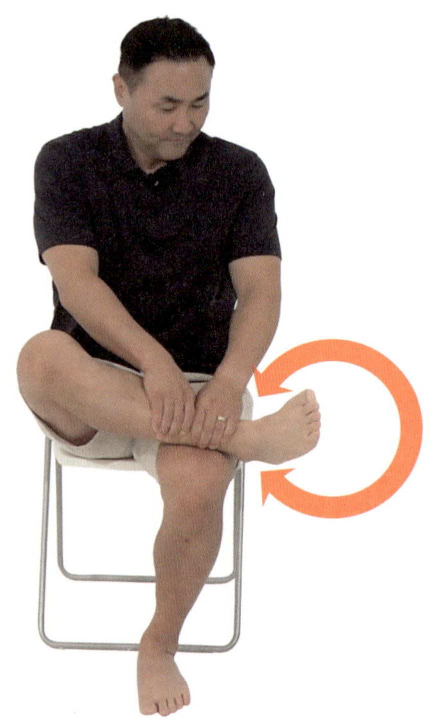

① 의자에 앉아 한쪽 다리를 다른 쪽 다리 위에 올린다. 양손으로 정강이를 잡아 다리를 고정한다.

② 발목을 바깥쪽으로 원을 그리듯 돌린다. 10회 반복한다. 안쪽으로도 같은 방법으로 10회 실시한다.

정강이는 단단히 고정하고 발목만 움직이세요.
② 불편함이 없다면 더 크게 돌려보세요.
③ 발끝이 붓이라 생각해 보세요.

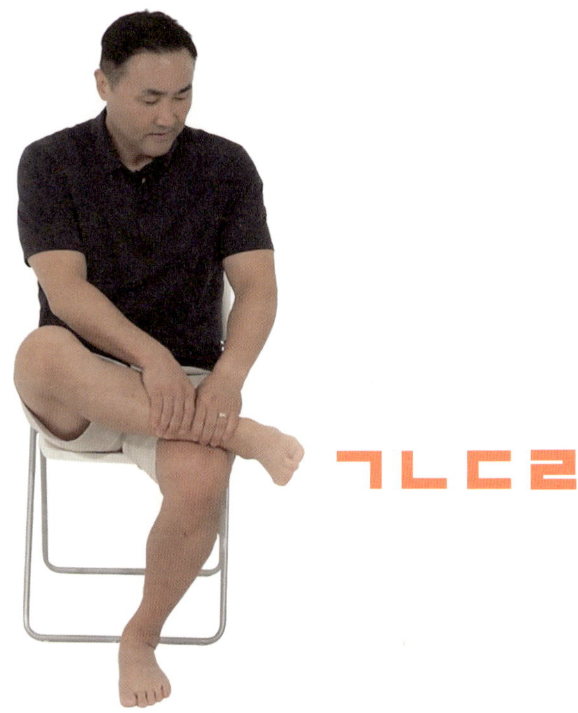

③ 발끝으로 ㄱㄴㄷㄹ… ㅍㅎ을 쓰듯 움직인다. 반대쪽 다리도 같은 방법으로 실시한다.

2단계
발목 리듬 운동

1단계 운동으로 발목 통증에 대한 무의식적인 불안과 두려움이 줄었다면, 이제는 발목에 대한 자신감을 키워보자. 1단계에서 정강이뼈를 고정하고 발목만 돌렸다면, 2단계에서는 무릎 위를 고정한 상태에서 정강이뼈까지 함께 돌려준다. 이때 엄지발가락까지 적극적으로 사용하려고 하면 발목에 힘이 더 잘 전달된다.

발목은 정강이뼈와 연결돼 있어 움직임이 제한되면 정강이 주변도 쉽게 굳는다. 그러면 걷거나 서 있을 때 충격 흡수 기능이 떨어져 피로감과 통증이 생기기 쉬운데, 이 운동은 바로 그 경직된 정강이 부위를 부드럽게 풀어주는 효과가 있다. 운동 후에는 발목이 한결 가볍고, 움직임이 유연해지는 걸 느낄 수 있다.

오금 위쪽에 깍지 끼고
정강이 돌리기

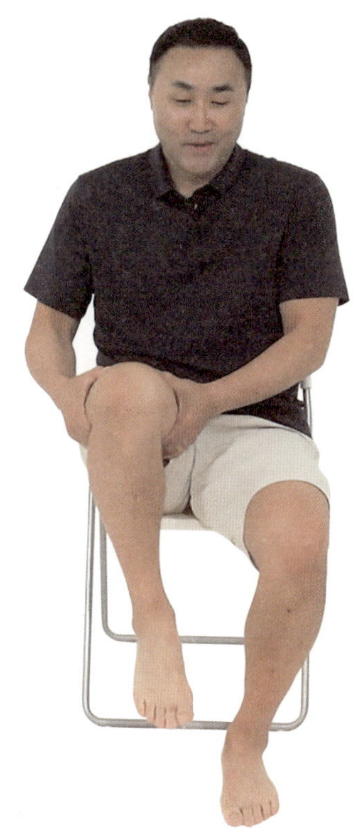

① 의자에 앉아 한쪽 다리를 들어 올린다. 양손으로 오금 위쪽에 깍지를 낀 채 허벅지를 고정한다.

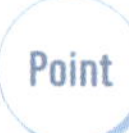

고관절이 움직이지 않게 허벅지를 단단히 잡아두세요.
불편함이 없다면 점점 더 원을 크게 그려보세요.

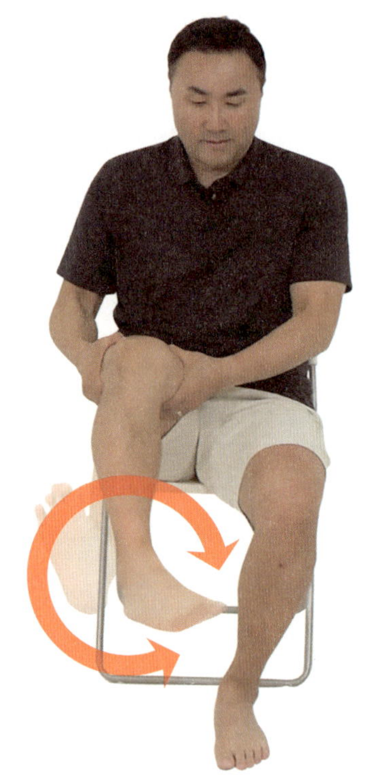

② 정강이뼈를 바깥쪽으로 10회 돌리고, 안쪽으로 10회 돌린다. 반대쪽 다리도 실시한다.

3단계
발목 리듬 운동

2단계까지 기초가 잘 다져졌다면, 이제는 밖에서 걷고 뛰기 위한 근육을 준비시키는 단계다. 발목에서 가장 중요한 근육은 바로 종아리 근육이다. 발레리나처럼 발가락을 세워 발끝으로 까치발을 만들어보자. 허벅지 뒷면까지 힘이 전달되는 느낌이 들 것이다. 발가락을 끝까지 세워 까치발을 만들면 발목을 지지하는 근육들이 제대로 동원되고, 족궁(발 아치)에 힘이 들어가 발바닥을 안정적으로 잡아주는 근육들이 골고루 자극된다.

먼저 앉은 자세에서 발뒤꿈치를 들었다 내리는 동작으로 시작한다. 다음에는 앉아서 동서남북 스텝을 밟듯 움직인다. 이 동작이 익숙해지면 의자 등받이를 잡고 서서 같은 스텝을 반복하고, 마지막으로 제자리에서 조깅하듯 가볍게 스텝을 밟는다. 10초간 실시한 뒤 잠시 쉬는 방식으로 반복하면, 발목과 종아리가 동시에 강화된다.

발끝으로 서며 까치발 만들기

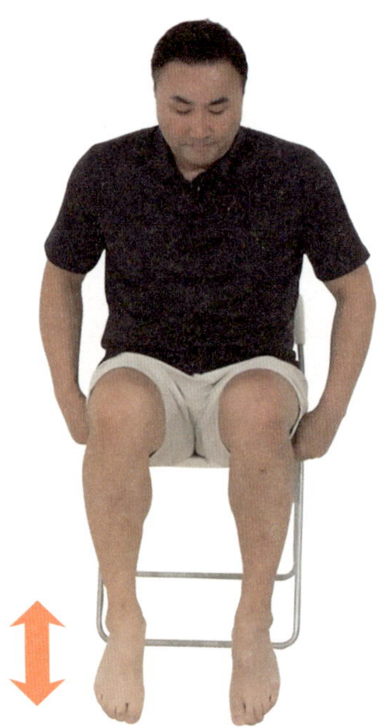

① 의자에 편안히 앉아 양발을 11자로 벌린다.

② 발끝으로 선다는 느낌으로 최대한 뒤꿈치를 들었다 내려놓는다. 10회 반복한다.

발레리나처럼 발끝으로~
바닥을 누르며 뒤꿈치를 최대한 들어 올려요.

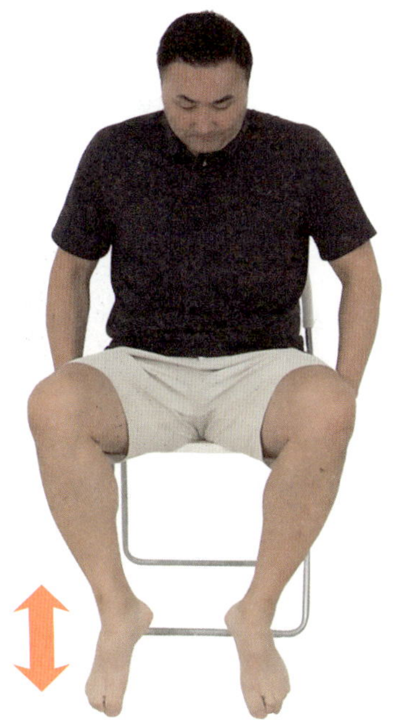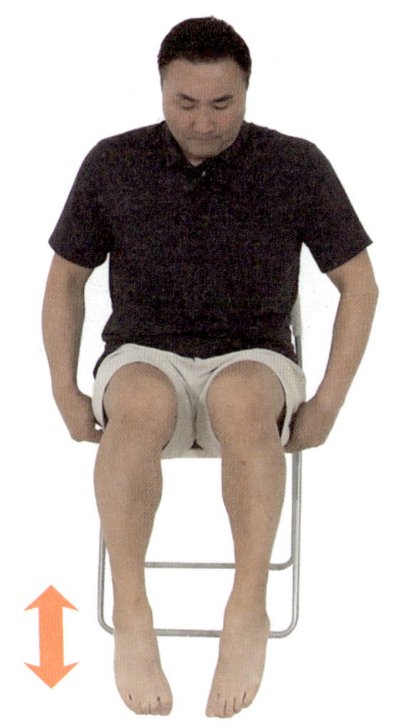

❸ 뒤꿈치를 붙여 양발을 V자로 만들고, 뒤꿈치를 최대한 들어 올렸다 내려놓는다. 10회 반복한다.

❹ 앞꿈치를 붙여 양발을 A자로 만들고, 뒤꿈치를 최대한 들어 올렸다 내려놓는다. 10회 반복한다.

동서남북 스텝 밟기
(의자에 앉아서)

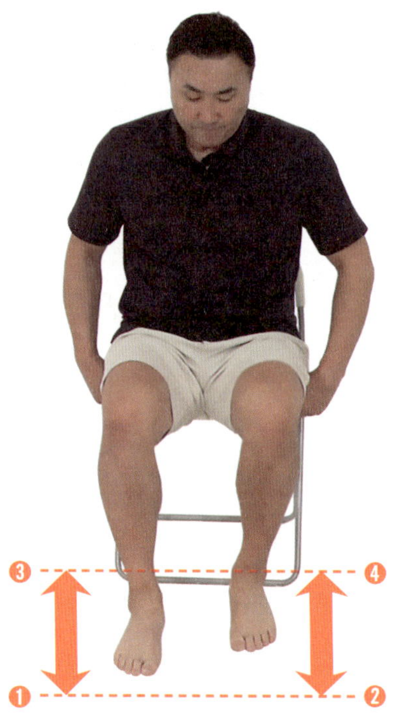

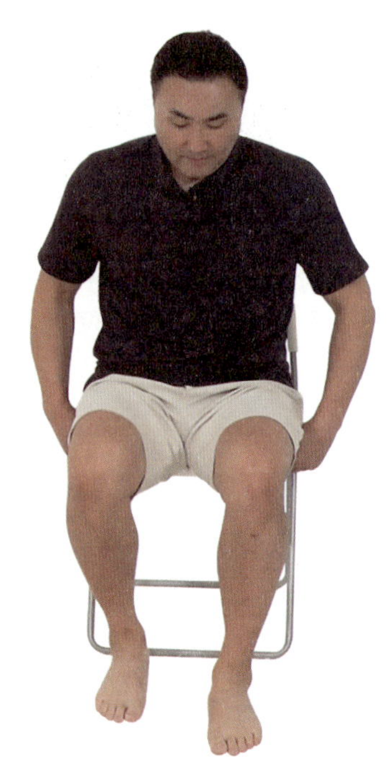

① 의자에 앉아 양손으로 의자 뒤나 팔걸이를 잡는다.

② 앞뒤로 한 스텝씩 리듬감 있게 왔다 갔다 한다. 10회 반복한다.

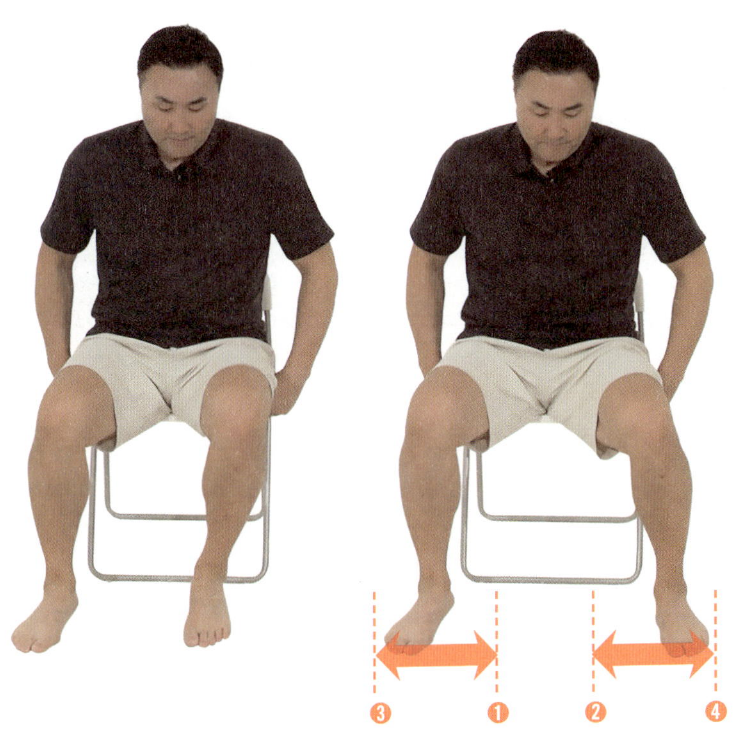

❸ 좌우로 한 스텝씩 리듬감 있게 왔다 갔다 한다. 10회 반복한다.

05

동서남북 스텝 밟기
(의자나 책상 잡고 서서)

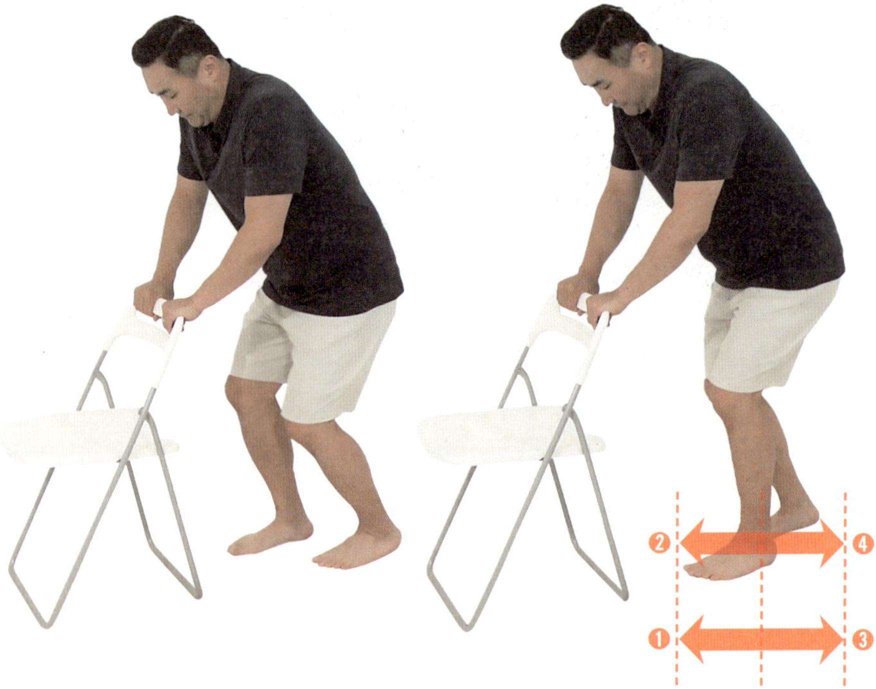

① 의자나 책상을 양손으로 잡고 편안하게 선다.

② 앞뒤로 한 스텝씩 리듬감 있게 왔다 갔다 한다. 10회 반복한다.

조금 빠른 리듬으로~
좌우 동일한 느낌으로 해보세요.

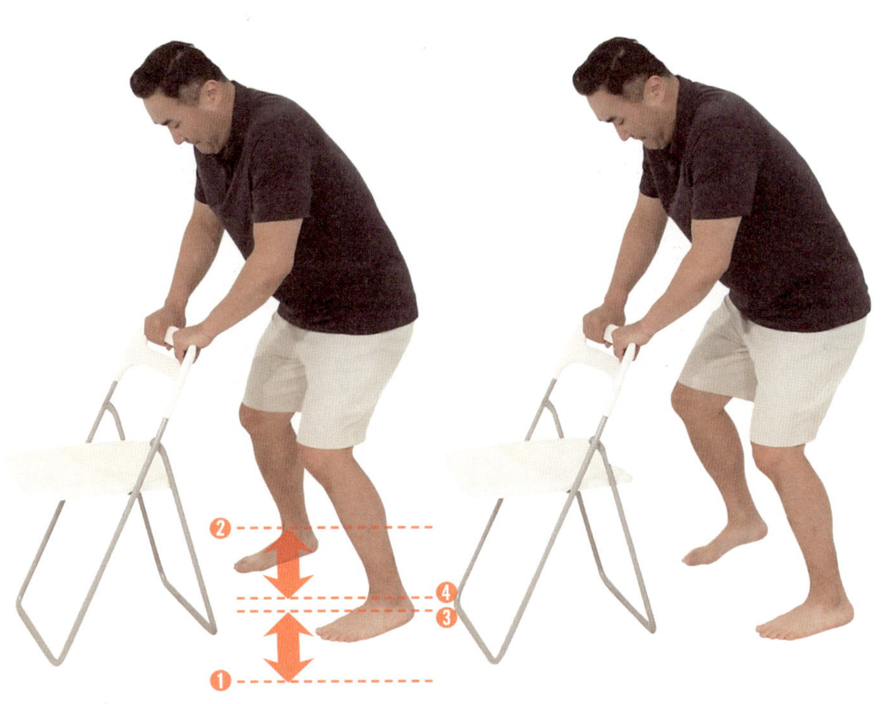

❸ 좌우로 한 스텝씩 리듬감 있게 왔다 갔다 한다. 10회 반복한다.

동서남북 스텝 밟기
(제자리 서서)

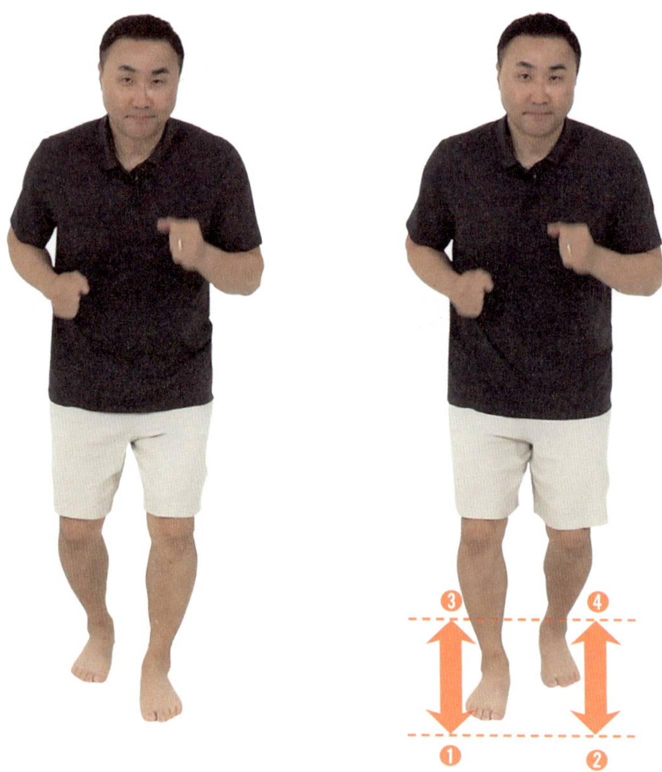

❶ 앞뒤로 한 스텝씩 리듬감 있게 왔다 갔다 한다. 10회 반복한다.

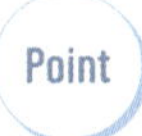

팔까지 함께 사용하며 스텝을 밟아보세요.

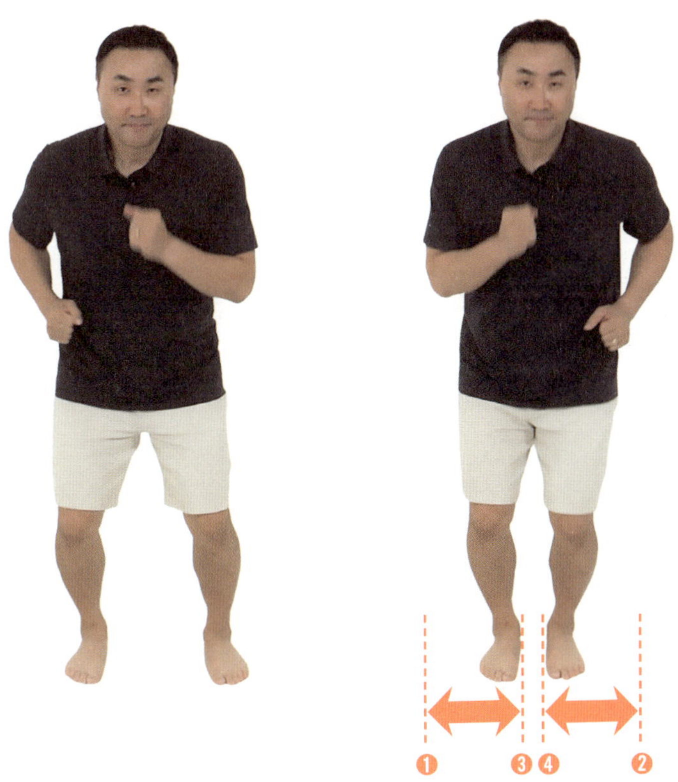

❷ 좌우로 한 스텝씩 리듬감 있게 왔다 갔다 한다. 10회 반복한다.

재발 방지를 위한
전신 리듬 운동

바른 동작을 위한
전신 리듬 운동법
QR 음성 가이드

통증이 사라진 뒤에도 리듬은 계속되어야 한다

통증을 예방하고 재발을 막는다

부위별 리듬 운동을 꾸준히 따라 하면 대부분의 통증은 사라진다. 그다음부터는 원하는 운동을 마음껏 해도 좋다. 필라테스, 요가, 러닝, 웨이트 트레이닝, 수영, 등산, 축구까지, 그동안 통증 때문에 망설였던 운동을 다시 시작해도 괜찮다. 몸은 이미 회복되었고, 이제 다시 움직일 수 있는 준비가 되어 있다. 하지만 꼭 기억해야 할 것이 하나 있다. 리듬 운동은 단지 통증 해소로 끝나는 운동이 아니다. 몸이 회복된 이후에도 통증을 예방하고 재발을 막기 위해, 감각과 협응력을 유지하기 위해 리듬은 계속되어야 한다.

리듬 운동은 우리가 흔히 하는 '단련형 운동'의 단점을 보완해 준다. 근력운동이나 필라테스, 러닝처럼 목표 지향적이고 긴장도가 높은 운동은 잘못하면 몸을 더 뻣뻣하게 만들고, 특정 부위에 힘이 몰리면서 리듬과 협응이 무너질 수 있다. 리듬 운동은 이와 반대로 작용한다. 몸을 흔들고, 살짝 늘리고, 부드럽게 움직이는 루틴은 근육을 이완시키고 균형을 되찾게 하며, 움직임의 연결을 다시 회복시킨다. 그래서 리듬 운동은 단련형 운동 전에 하는 워밍업 루틴으로, 또는 운동을 마친 후 회복 루틴으로도 아주 훌륭하다. 운동으로 긴장된 몸을 풀고, 신경계의 리듬을 되살리는 데 가장 효과적이다.

무엇보다 아침과 저녁, 단 3분씩 반복하는 전신 리듬 운동 루틴은 작지만 아주 강력한 효과를 만들어낸다.

- 림프 순환을 촉진해 면역 기능을 높이고,
- 근육의 펌핑 작용으로 혈액순환과 노폐물 배출을 돕고,
- 자율신경계를 안정시켜 스트레스를 줄이며,
- 에너지 대사를 활성화해 당 대사와 인슐린 감수성을 개선한다.

전신 리듬 운동은 말 그대로 몸 전체의 순환, 회복, 방어 시스템을 다시 켜는 스위치인 셈이다.

이제 통증에서 해방되었다면, 여러분은 무엇을 하든 상관없다. 단, 어떤 생활을 하든, 어떤 운동을 선택하든, 단 3분, 하루 두 번, 전신 리듬 운동만큼은 꼭 실천하자. 통증 없는 삶을 위한 가장 짧고 확실한 습관이다. 몸을 깨우고, 감각을 살리고, 다시 아프지 않도록 만드는 생활의 리듬이다.

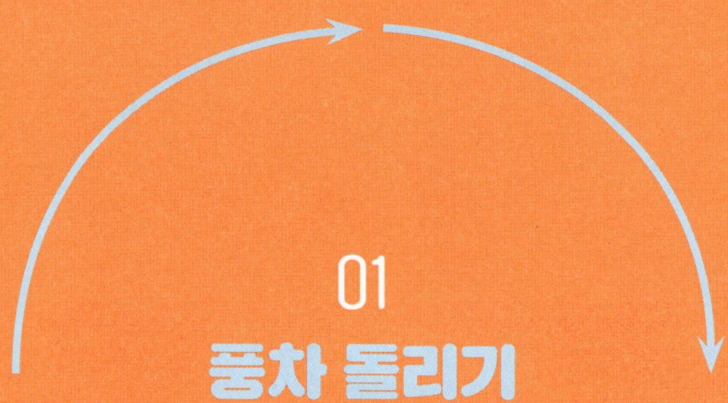

01
풍차 돌리기

목과 어깨에 불편감이 있는 사람에게 특히 효과적인 운동이다. 양팔을 곤봉 돌리듯 천천히 왼쪽과 오른쪽으로 번갈아 회전시키며, 다리도 같은 방향으로 두 스텝씩 도움닫기 하듯 리듬감 있게 움직인다. 하체의 움직임이 탄력을 만들어주어, 평소 어깨나 팔이 뻣뻣하거나 불편했던 사람도 훨씬 자연스럽게 팔을 돌릴 수 있다. 처음에는 작은 동작으로 시작해 움직임의 크기를 S→M→L 순으로 점차 넓혀가자. 흉곽까지 함께 사용해 팔을 부드럽게 돌리면 목, 어깨, 허리, 골반까지 모두 시원하게 풀린다.

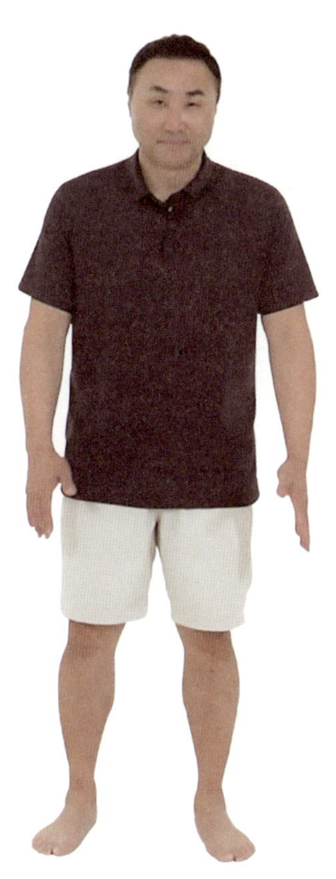

① 다리를 골반 너비로 벌리고 편하게 선다.

가능하면 시선도 손을 따라가요.
목 운동도 함께 돼요.

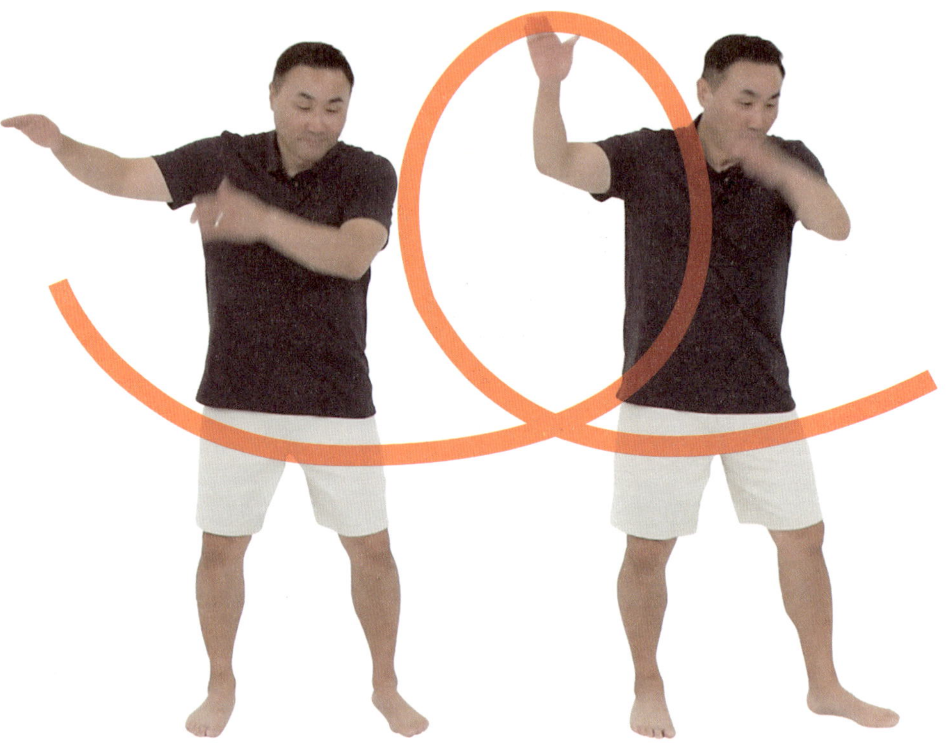

❷ 양팔을 왼쪽으로 크게 원을 그리며 같은 방향으로 두 스텝 이동한다. 이때 상체가 자
연스럽게 왼쪽으로 회전하며 양손을 위로 뻗는다.

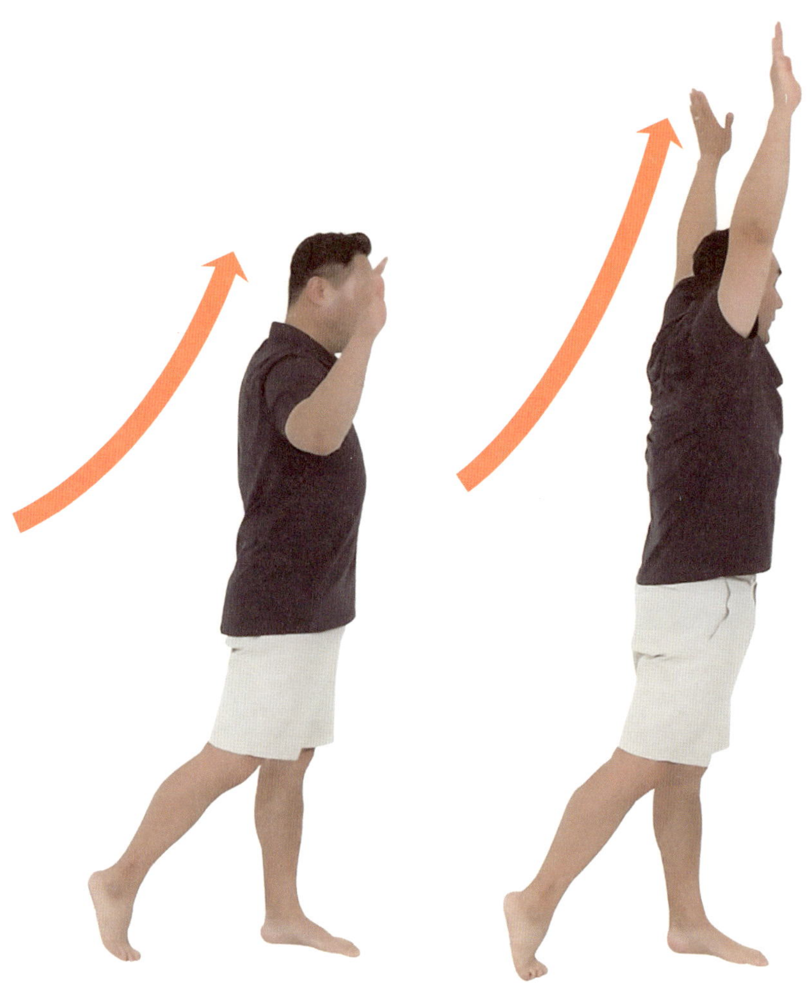

❸ 다시 양팔을 오른쪽으로 크게 원을 그리며 같은 방향으로 두 스텝 이동한다. 이때 상체가 자연스럽게 오른쪽으로 회전하며 양손을 위로 뻗는다. 좌우 번갈아 가며 10회 반복한다.

❹ 움직임의 크기를 S, M, L로 해서, 각각 10회씩 실시한다.

02

한 팔씩 감아 뻗으며 스쿼트하기

어깨, 특히 팔과 날개뼈의 움직임을 편안하게 해주고 기능을 향상시키는 운동이다. 손바닥을 거울을 보듯 얼굴 앞으로 끌어와 귀 옆에서 위로 쭉 뻗어 올린다. 이때 상체와 하체를 연결해 손을 안으로 감아 가져올 때는 스쿼트를 하듯 앉고, 팔을 위로 뻗을 때는 일어선다. 처음에는 팔의 회전 범위를 작게 하고, 반복할수록 조금씩 더 크게 돌리며 스쿼트 깊이도 서서히 늘려간다. 리듬을 유지하면서 마치 춤을 추듯 자연스럽게 이어가는 것이 포인트다. 상체와 하체가 함께 리듬을 타면 전신의 협응력이 높아지고, 불필요한 근육의 긴장이 풀리면서 통증이 완화된다.

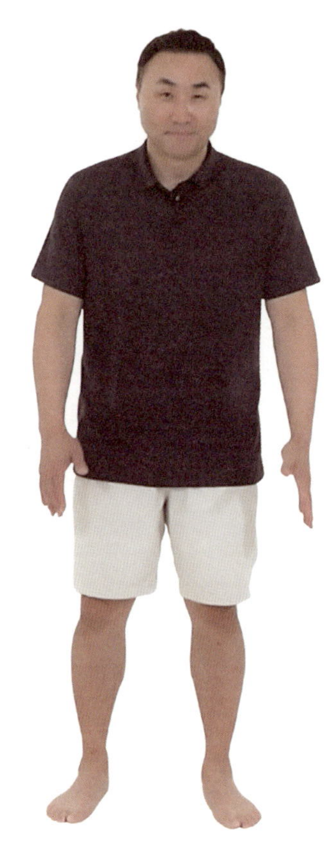

1 다리를 골반 너비로 벌리고 편하게 선다.

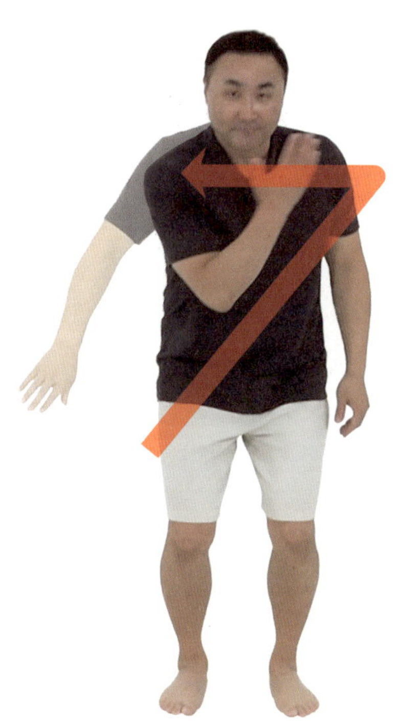

2 오른손을 몸통 쪽으로 감아올려 거울을 보듯 얼굴 높이까지 가져온다. 팔동작에 맞춰 스쿼트를 하듯 가볍게 앉는다.

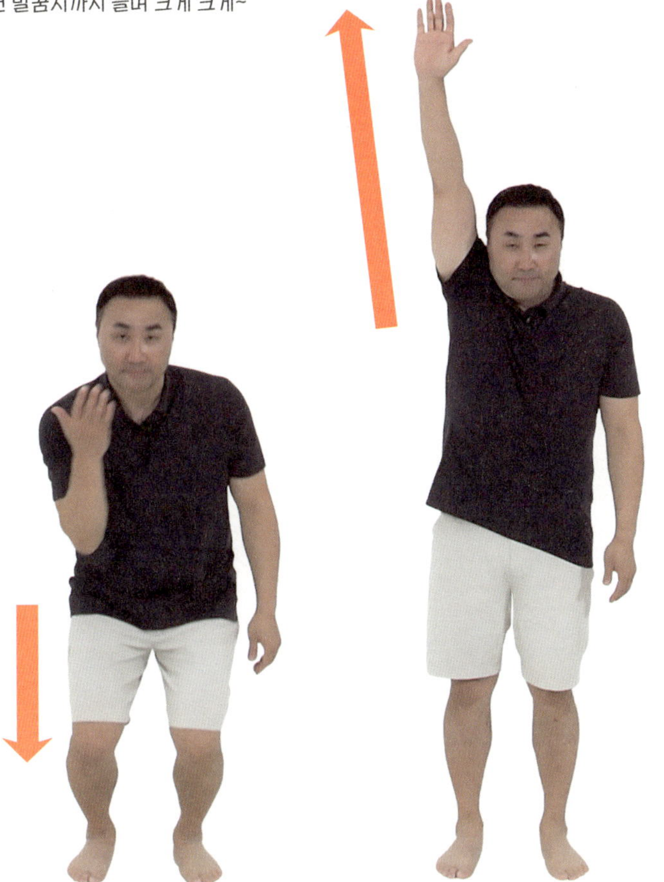

❸ 손이 귀 옆에 오면 위로 쭉 뻗어 올리며 일어난다. 팔동작과 스쿼트 동작의 리듬을 맞추어, 편안하고 자연스럽게 동작이 이어지도록 한다. 10회 반복한 후, 반대쪽도 10회 실시한다.

03
팔 털며 스쿼트하기

허리의 면역력을 길러주는 운동이다. 허리 통증을 되풀이하고 싶지 않다면 꾸준히 실천해 보자. 빨래를 터는 느낌으로 힘을 빼고 팔을 앞뒤 좌우로 가볍게 털며 스쿼트를 한다. 어깨뿐 아니라 몸통과 다리의 탄성을 높여주고, 움직임에 필요한 전신의 리듬을 되살려준다. 탄성이 좋아지고 리듬이 살아나면 몸은 자연스럽게 안정적인 움직임을 되찾고, 그 결과 통증으로부터 점점 멀어진다. 이어서 다리를 넓게 벌리고 서서 중심을 이동하는 사이드 스쿼트로 연결하자. 리듬감을 살려 좌우로 움직이다 보면 골반 근육까지 부드러워져서 허리가 한결 편안해진다.

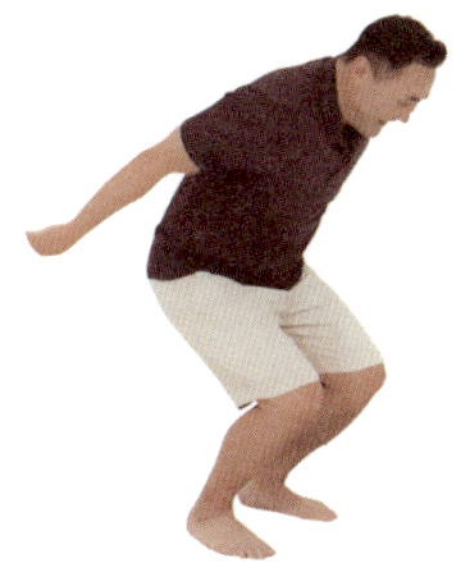

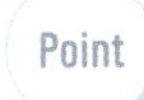

허리를 억지로 세우지 않아요. 자연스럽게 등이 굽어요.
힘이 빠져야 통증도 빠져나가요. 힘 주지 마세요.

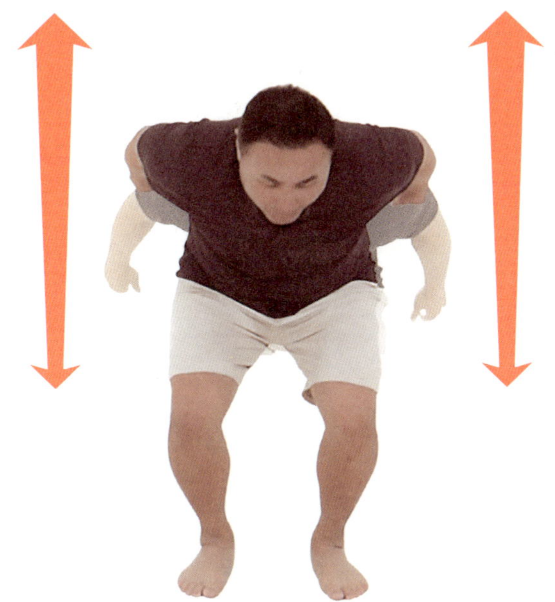

① 양발을 어깨너비로 벌리고 편안하게 서서, 두 팔을 머리 위로 올렸다 털듯이 내린다. 이때, 다리도 팔 리듬에 맞춰 스쿼트를 하듯 무릎을 굽혀 앉았다 일어난다. 10회 반복한다.

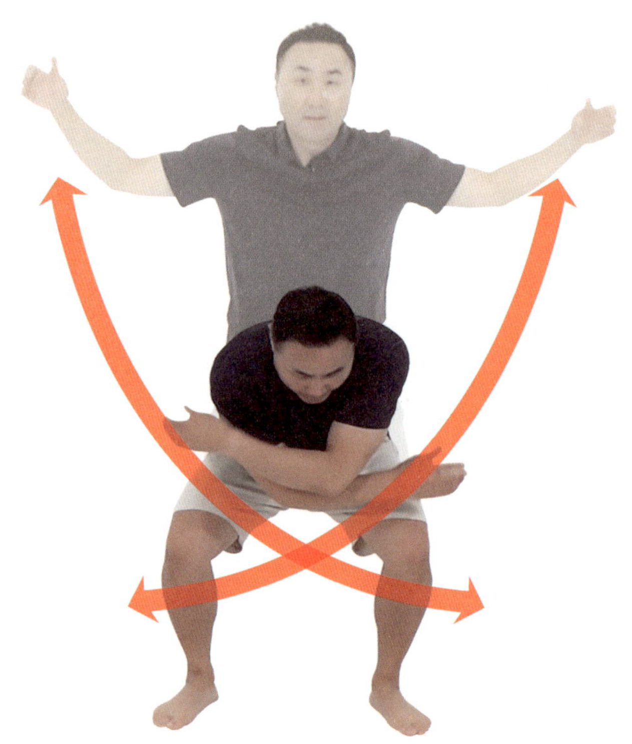

❷ 양발을 어깨너비로 벌리고 편안하게 서서, 두 팔을 좌우로 벌렸다가 털듯이 내린다. 이때, 다리도 팔 리듬에 맞춰 스쿼트를 하듯 무릎을 굽혀 앉았다 일어난다. 10회 반 복한다.

몸통은 그대로, 다리만 좌우로!

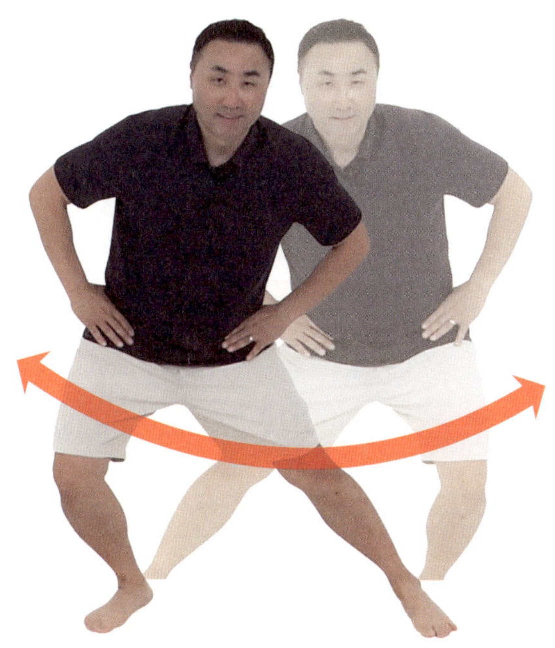

❸ 양발을 어깨너비보다 넓게 벌리고 서서, 양손을 가슴 앞에 모아 잡거나 허리에 올린
다. 중심을 왼쪽으로 이동하며 왼쪽으로 앉듯이, 왼쪽 무릎을 굽히고 오른쪽 다리를
편다. 원래 위치로 돌아와 이번에는 중심을 오른쪽으로 옮기며 같은 방법으로 실시
한다. 좌우 1회, 10회 반복한다.

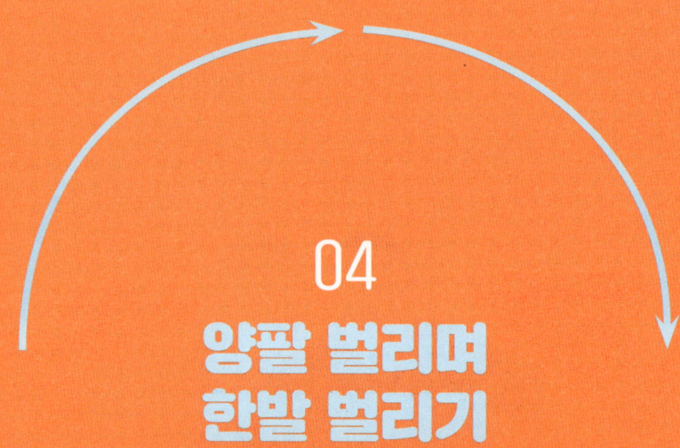

04
양팔 벌리며 한발 벌리기

균형 감각이 좋을수록 통증이 줄어든다는 연구 결과가 있다. 한 발로 서는 자세가 잘 유지된다는 것은 몸이 스스로를 안정적으로 조절하고 있다는 증거다. 이제 한발 서기 동작으로 균형 감각을 길러보자. 제자리에서 양팔을 옆으로 들어 올리며, 동시에 한쪽 다리를 약 60도 정도 들어 올린다. 이 동작은 상체와 하체의 균형을 맞추는 데 효과적이며, 균형이 잡히면 몸의 긴장이 풀리면서 통증이 줄어든다. 만약 자세가 잘 잡히지 않고 상체가 기울거나, 한쪽으로 몸이 쏠린다면 균형 감각이 떨어져 있다는 신호다.

Point

몸통은 고정하고 다리만 옆으로~
다리를 높이 들어 올릴 필요 없어요.
지지하는 쪽 엉덩이 근육에 힘이 들어가요.

1 편안하게 선 자세에서 양팔을 좌우로 벌리며 오른쪽 다리는 옆으로 들어 올린다.

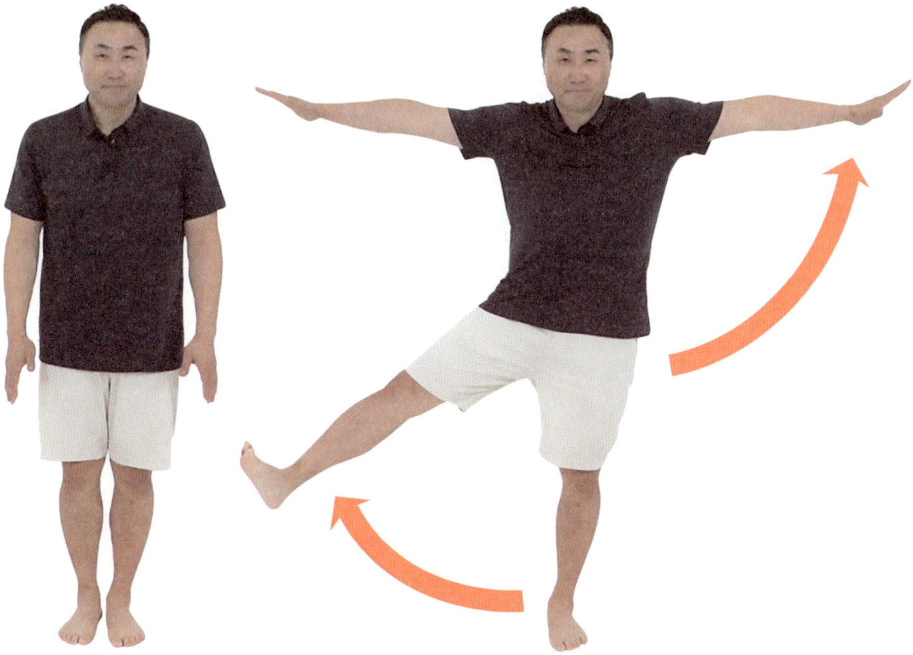

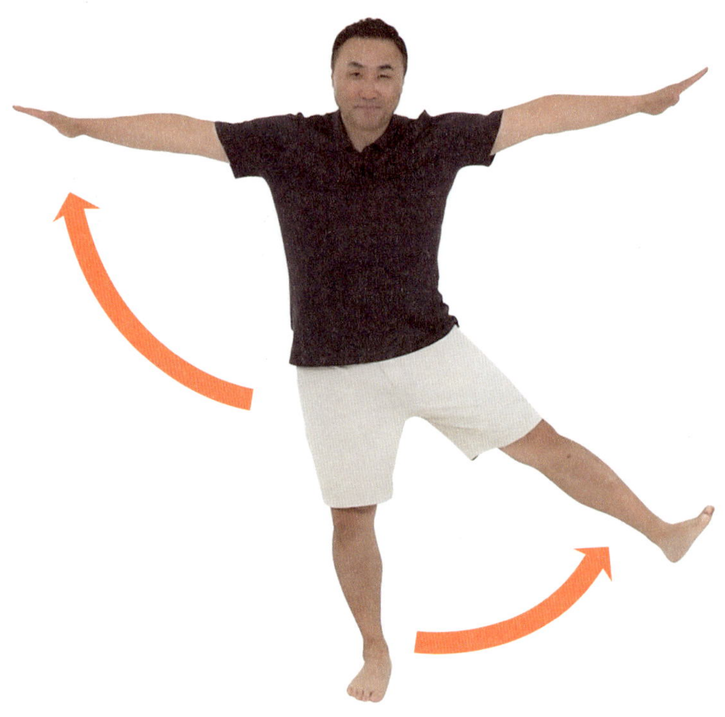

2 처음 자세로 돌아온 후, 양팔을 좌우로 벌리며 이번에는 왼쪽 다리는 옆으로 들어 올린다. 좌우 1회, 10회 반복한다.

05
런지하고 180도
돌아서 일어나기

런지 자세에서 발목, 무릎, 고관절을 함께 회전시키는 운동이다. 무릎을 굽혀 런지 자세를 만든 뒤, 몸통을 180도 회전시키며 다리를 펴 일어선다. 이 동작은 발목, 무릎, 고관절이 동시에 작동하면서 하체 전체가 하나처럼 협응하도록 돕는다. 매우 기능적인 운동으로, 균형 감각을 높이고 하체의 안정성과 움직임을 동시에 향상시키는 데 효과적이다. 익숙해지면 조금 더 빠른 리듬으로 시도해도 좋다. 이 동작을 자연스럽게 수행할 수 있을 정도가 되면 몸의 움직임이 훨씬 가벼워지고, 실제 나이보다 10년은 젊어진 듯한 활력을 느낄 수 있다.

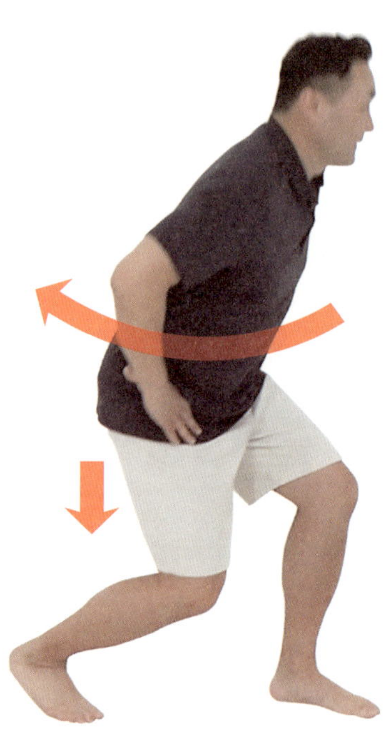

① 양발을 어깨너비로 벌리고 서서 양손을 허리에 올린다.

② 왼쪽으로 회전해 양발이 앞뒤로 벌어진 상태에서 그대로 앉듯이 내려가며 런지한다.

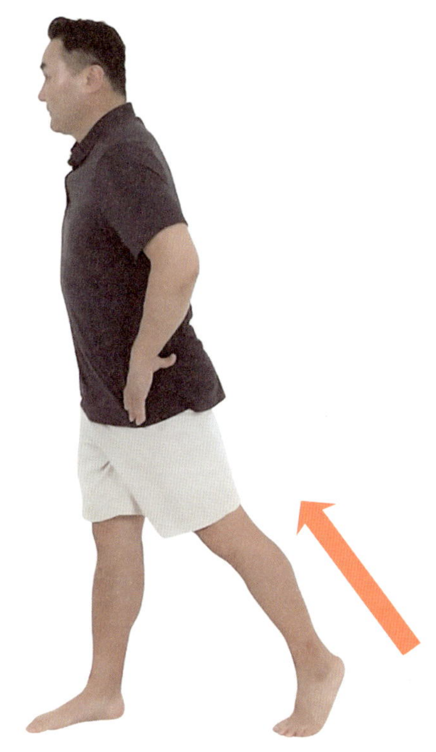

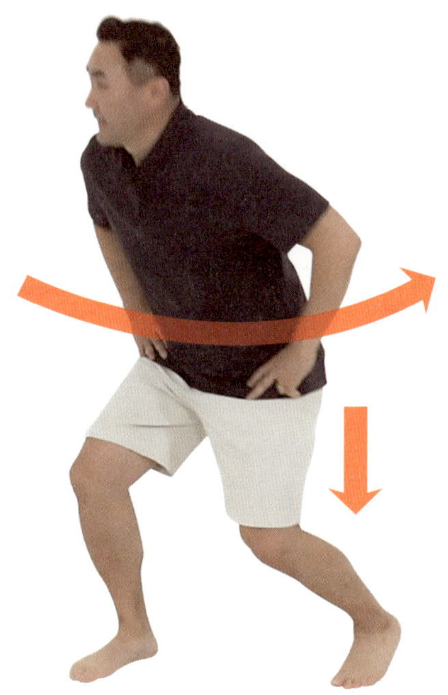

④ 다시 런지 상태로 내려가 반대 방향으로 180도 회전하며 일어선다. 좌우 1회, 10회 반복한다.

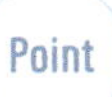

Point

처음에는 천천히~ 익숙해지면 조금 빨리~
너무 많이 내려갈 필요 없어요.

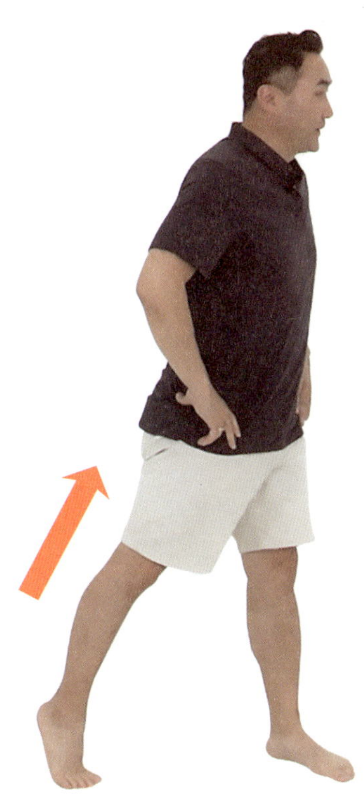

홍정기의
리듬 운동
통증 해방

초판 1쇄 발행 2025년 12월 25일
초판 3쇄 발행 2026년 1월 30일

지은이　홍정기
펴낸이　정경민
기획　김공필
책임편집　김소중
디자인　정윤경
마케팅　최영은
영상　장세곤
사진　류빈

발행처　(주)에스엠이엔 (깸)
출판등록　2024년 3월 27일(제2024-000030호)
주소　서울 용산구 새창로 221-19 (우편번호 04376)
전화　02-799-9124
팩스　02-799-9334
이메일　ourcye@seoulmedia.co.kr

ISBN 979-11-987421-5-5 (03510)